Vibhuti Mistry
Chetan Deshmukh
Alka Waghmare

Proteínas morfogenéticas do osso

Vibhuti Mistry
Chetan Deshmukh
Alka Waghmare

Proteínas morfogenéticas do osso

Uma análise

ScienciaScripts

This book is a translation from the original published under ISBN 978-620-7-99934-7.

Publisher:
Sciencia Scripts
is a trademark of
Dodo Books Indian Ocean Ltd. and OmniScriptum S.R.L publishing group

120 High Road, East Finchley, London, N2 9ED, United Kingdom
Str. Armeneasca 28/1, office 1, Chisinau MD-2012, Republic of Moldova, Europe
Printed at: see last page
ISBN: 978-620-8-05591-2

PROTEÍNAS MORFOGÉNICAS ÓSSEAS: UMA REVISÃO

Autores:

Dr. Vibhuti Dilip Mistry	Dr. Chetan Vinay Deshmukh
B.D.S, M.D.S (Periodontologia)	B.D.S; M.D.S; (Ph.D.) [Odontologia de Saúde Pública] P.G.D.M.L.S.
Professor Assistente	Professor Assistente
Departamento de Periodontologia,	Departamento de Odontologia de Saúde Pública
Fundação Médica Jawahar	Faculdade de Medicina Dentária do Hospital Nair,
Faculdade de Medicina Dentária Annasaheb Chudaman Patil Memorial, Dhule. (Estado de Maharashtra, Índia)	Corporação Municipal da Grande Mumbai (MCGM) Mumbai (Estado de Maharashtra, Índia)

Prof. (Dr.) Alka S. Waghmare

B.D.S, M.D.S (Periodontologia)

Professor e Diretor,
Departamento de Periodontologia,
Fundação Médica Jawahar
Faculdade de Medicina Dentária Annasaheb Chudaman Patil Memorial, Dhule. (Estado de Maharashtra, Índia)

1

ÍNDICE

INTRODUÇÃO 3

REVISÃO GERAL 7

DEFINIÇÃO DE PROTEÍNA MORFOGENÉTICA ÓSSEA 48

ANTECEDENTES HISTÓRICOS 49

ESTRUTURA DAS PROTEÍNAS MORFOGENÉTICAS ÓSSEAS 52

PROTEÍNAS MORFOGENÉTICAS ÓSSEAS PURIFICADAS VERSUS
PROTEÍNAS MORFOGENÉTICAS ÓSSEAS RECOMBINANTES 67

A CASCATA DE SINALIZAÇÃO DAS PROTEÍNAS MORFOGENÉTICAS
ÓSSEAS 70

MUTAÇÕES 90

REGULAÇÃO NEGATIVA DA SINALIZAÇÃO BMP 95

APLICAÇÕES CLÍNICAS 100

REFERÊNCIAS 103

INTRODUÇÃO

A doença periodontal é um grupo de doenças inflamatórias dos tecidos de suporte dos dentes que resultam na destruição progressiva do ligamento periodontal e do osso alveolar com formação de bolsas.

Deve-se à resposta a insultos provocados por acumulações microbianas. As caraterísticas dos defeitos periodontais podem ser vistas como defeitos supra-ósseos, infra-ósseos, de furca ou a combinação de defeitos.

Estes defeitos são normalmente tratados através da remoção de resíduos de tecido degenerado e da substituição dos tecidos destruídos pela doença. Isto implica a regeneração e reparação das estruturas periodontais.

A regeneração é a renovação natural de uma estrutura, produzida pelo crescimento e diferenciação de novas células e substâncias intercelulares para formar novos tecidos ou partes. Ocorre a partir do mesmo tipo de tecido que foi destruído ou do seu precursor.

A regeneração do periodonto é um processo fisiológico contínuo, em condições normais, novas células e tecidos estão constantemente a ser formados para substituir os que amadurecem e morrem. A regeneração ocorre mesmo durante a doença periodontal destrutiva.

A regeneração periodontal compreende a cementogénese de novo, a osteogénese e a geração de fibras periodontais funcionalmente orientadas tanto no cemento recém-formado como no osso alveolar. A regeneração das estruturas periodontais constitui um processo multifatorial complexo regulado pela interação entre células, hormonas, factores de crescimento e matrizes extracelulares. Atualmente, tem sido adquirida uma grande quantidade de conhecimentos sobre os sinais moleculares que determinam o aparecimento de morfologias tecidulares complexas durante a regeneração dos tecidos periodontais.

Vários estudos demonstraram que as células da PDL têm um carácter osteoblástico ou cementoblástico, expressando ou segregando matriz extracelular (ECM), incluindo colagénio tipo I alfa 2 (Col Iα2), osteopontina e osteocalcina em condições regenerativas in vitro. Este carácter osteoblástico ou cementoblástico das células contribui para a regeneração da PDL como um tecido de fixação funcional que forma tecidos mineralizados tanto na superfície da raiz como no osso alveolar.Para induzir a regeneração do PDL através de processos normais de desenvolvimento, incluindo a migração, proliferação e diferenciação celular, vários estudos sugeriram a aplicação de vários factores de crescimento, tais como o fator de crescimento derivado das plaquetas (PDGF), o fator de crescimento semelhante à insulina (IGF), o fator básico de crescimento dos fibroblastos (bFGF), o fator de crescimento transformador beta (TGF-β) e a BMP-2. Há décadas que se tenta desenvolver procedimentos clínicos que possam conduzir a uma regeneração periodontal previsível.

O fator de crescimento é uma substância natural capaz de estimular o crescimento celular, a proliferação, a cicatrização e a diferenciação celular. Foi descoberto pela primeira vez por Rita Levi - Montalcini. Trata-se geralmente de uma proteína ou de uma hormona esteroide.

Os factores de crescimento são importantes para regular uma variedade de processos celulares e, normalmente, actuam como moléculas de sinalização entre as células. Por exemplo: as citocinas e as hormonas ligam-se a receptores específicos na superfície das suas células-alvo.

Os factores de crescimento promovem frequentemente a diferenciação e a maturação das células, o que varia consoante os diferentes factores de crescimento. Por exemplo: As BMP estimulam a diferenciação das células ósseas, enquanto o FGF e o VEGF estimulam a diferenciação dos vasos sanguíneos (Angiogénese). Os factores de crescimento são por vezes utilizados indistintamente com o termo citocinas.

As proteínas individuais do fator de crescimento tendem a ocorrer como membros de famílias maiores de proteínas estruturalmente e evolutivamente relacionadas. Existem muitas famílias, algumas das quais são : Fator de crescimento epidérmico (EGF), fator de crescimento de fibroblastos (FGF), interleucinas (IL), fator de crescimento derivado de plaquetas (PDGF), fator de crescimento transformador (TGF), fator de crescimento endotelial vascular (VEGF), proteína morfogenética óssea (BMP).

As proteínas morfogenéticas ósseas (BMPs) são factores de crescimento multifuncionais pertencentes à superfamília do fator de crescimento transformador ß, que consiste num grupo de factores de crescimento peptídicos relacionados. Foram identificados mais de 40 membros relacionados desta família, incluindo BMPs, factores de crescimento e diferenciação (GDFs), inibinas/activinas, TGF- β's e substância inibidora Mü lleriana. Os membros da superfamília TGF- β são sintetizados como grandes moléculas precursoras e a proteína madura é libertada de uma região propeptídica por clivagem proteolítica. As BMPs consistem em dímeros que estão interligados por sete ligações dissulfureto; esta dimerização é um pré-requisito para a indução óssea. As BMPs são activas tanto como moléculas homodiméricas, constituídas por duas cadeias idênticas, como como heterodiméricas, constituídas por duas cadeias diferentes.

A atividade das BMPs foi identificada pela primeira vez na década de 1960 por Urist, M. R. (1965), mas as proteínas responsáveis pela indução óssea eram desconhecidas até à purificação e clonagem das BMPs humanas na década de 1980. A história das proteínas morfogenéticas ósseas (BMPs) começou com a observação de que a matriz óssea desmineralizada (DBM) é capaz de induzir a formação de osso ectópico em bolsas subcutâneas e intramusculares em roedores. Este processo de indução óssea tem sido amplamente estudado. Análises histológicas e bioquímicas mostraram que a cartilagem aparece 5-10 dias após a implantação da DBM ativa. Esta cartilagem mineraliza-se entre os dias 7 e 14 e é subsequentemente substituída por osso. Após 21 dias, pode ser observada a formação de medula óssea hematopoiética. Estes eventos celulares observados após a implantação de DBM imitam o desenvolvimento ósseo embrionário e a reparação normal de fracturas. Como se observou que a formação óssea relacionada com a DBM ocorre em locais ectópicos, presumiu-se que as células mesenquimatosas pluripotentes são atraídas para o local de implantação. O isolamento da substância indutora de osso revelou que certas proteínas eram responsáveis, as quais foram denominadas proteínas morfogenéticas ósseas (BMPs) ou proteínas osteogénicas (OPs).

A investigação em biologia molecular levou à identificação de iniciadores da diferenciação óssea denominados proteínas morfogenéticas ósseas (BMPs) que regulam a diferenciação da cartilagem e do osso. Várias revisões sistemáticas, incluindo modelos animais, bem como ensaios em humanos, relataram a regeneração de defeitos periodontais utilizando BMP.

Foram atualmente identificadas quinze BMPs, que estão divididas em subfamílias de acordo com as suas semelhanças de sequência de aminoácidos. As BMPs-2 e -4 formam um subgrupo, as BMPs-5-8 formam um segundo subgrupo e um terceiro subgrupo contém BMP-3 e GDF-10, um fator de crescimento relacionado. Os membros de cada subgrupo demonstraram osteoindução, com um mecanismo idêntico ao observado após a implantação ectópica de DBM osteoindutora. A BMP-1 não está relacionada com a família BMP. Não apresenta osteoindução e foi recentemente identificada como procolagénio-C-proteinase.

REVISÃO GERAL

A periodontite é uma doença do periodonto caracterizada pela perda irreversível da ligação do tecido conjuntivo e do osso alveolar de suporte.

Quando a periodontite se instala, apenas a intervenção terapêutica tem o potencial de induzir a regeneração. A cicatrização do periodonto é mais complicada do que a simples cicatrização de tecidos moles, uma vez que contém tanto tecidos mineralizados (ou seja, cemento e osso) como componentes de tecidos moles.

Os processos básicos de cicatrização são os mesmos após todas as formas de terapia periodontal. A regeneração, a reparação e a nova fixação são aspectos da cicatrização periodontal que têm uma influência especial nos resultados que podem ser obtidos com o tratamento. [1]

Definição de regeneração periodontal :

A regeneração periodontal é definida como a regeneração dos tecidos de suporte dos dentes, incluindo o cemento, o ligamento periodontal (PDL) e o osso alveolar.

O desenvolvimento de um novo cemento com fibras de PDL ligadas ao osso alveolar é o principal objetivo da regeneração periodontal. Durante o período de cicatrização da terapia periodontal, as células epiteliais, que têm a taxa de migração mais rápida, formam o epitélio juncional longo. Este tipo de cicatrização atrasa outros aparelhos de regeneração. Nos últimos anos, foram avaliadas várias combinações de técnicas regenerativas convencionais: GTR, enxerto de tecido duro e aplicação de factores de crescimento de tecidos.

Regeneração :

A regeneração é o crescimento e a diferenciação de novas células e substâncias intercelulares para formar novos tecidos ou partes. A regeneração ocorre por crescimento a partir do mesmo tipo de tecido que foi destruído ou a partir do seu precursor. No periodonto, o epitélio gengival é substituído por epitélio, e o tecido conjuntivo subjacente e o ligamento periodontal são derivados do tecido conjuntivo. O osso e o cemento não são substituídos por osso ou cemento existentes, mas por tecido conjuntivo, que é o precursor de ambos. As células indiferenciadas do tecido conjuntivo desenvolvem-se em osteoblastos e cementoblastos, que formam o osso e o cemento. A regeneração do periodonto é um processo fisiológico contínuo. Em condições normais, estão constantemente a formar-se novas células e tecidos para substituir os que amadurecem e morrem. Este processo é designado por *reparação por desgaste"* (fig.1). Manifesta-se pela atividade mitótica no epitélio da gengiva e no tecido conjuntivo do ligamento periodontal, pela formação de novo osso e pela deposição contínua de cemento.

A regeneração também está a ocorrer durante a doença periodontal destrutiva. A maioria das doenças gengivais e periodontais são processos inflamatórios crónicos e, como tal, são lesões de cicatrização. A regeneração faz parte da cicatrização. No entanto, as bactérias e os produtos bacterianos que perpetuam o processo da doença e o exsudado inflamatório que provocam são prejudiciais para as células e tecidos em regeneração e impedem que a cicatrização se complete.

Ao remover a placa bacteriana e ao criar as condições que impedem a sua nova formação, o tratamento periodontal remove os obstáculos à regeneração e permite ao doente beneficiar da capacidade regenerativa inerente dos tecidos. Existe um breve surto de atividade regenerativa imediatamente após o tratamento periodontal, mas não existem procedimentos de tratamento local que promovam ou acelerem a regeneração.[2]

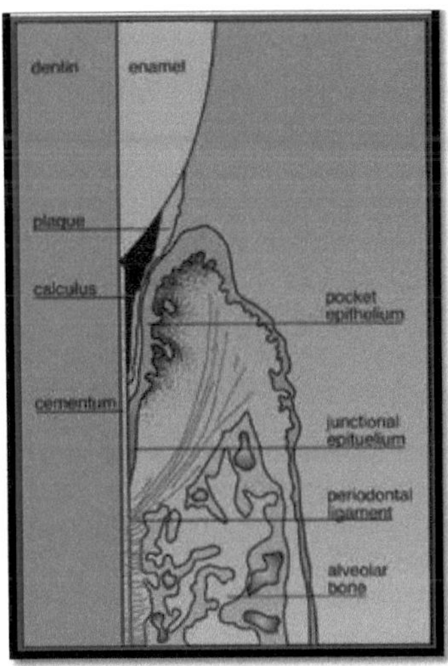

Fig.1:- Bolsa periodontal de um defeito infra-ósseo, mostrando os factores envolvidos na cicatrização periodontal.[3]

Reparação :

A reparação restaura simplesmente a continuidade da gengiva marginal doente e restabelece um sulco gengival normal ao mesmo nível da raiz que a base da bolsa periodontal pré-existente. Este processo, denominado *cicatrização por cicatriz,* pára a destruição óssea sem necessariamente aumentar a altura do osso. A restauração do periodonto destruído envolve a mobilização de células epiteliais e do tecido conjuntivo para a área danificada e o aumento das divisões mitóticas locais para fornecer um número suficiente de células. [2]

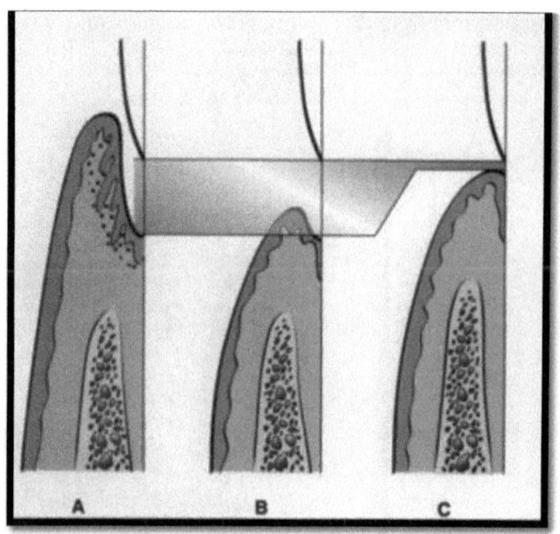

Fig.2:- Dois resultados possíveis da eliminação da bolsa. (A) Bolsa periodontal antes do tratamento. (B) Sulco normal restabelecido ao nível da base da bolsa. (C) Periodonto restaurado na superfície radicular previamente desnudada pela doença. Este último é chamado de nova inserção. As áreas sombreadas mostram a desnudação causada pela doença periodontal.

Novo anexo :

A nova inserção é a incorporação de novas fibras do ligamento periodontal no novo cemento e a inserção do epitélio gengival numa superfície dentária previamente desnudada pela doença. A frase crítica nesta definição é "superfície dentária previamente desnudada pela doença".

Reinserção :

A fixação da gengiva ou do ligamento periodontal a áreas do dente das quais podem ser removidas no decurso do tratamento ou durante a preparação dos dentes para restaurações representa *uma simples cicatrização* ou *recolocação* do periodonto, e não uma nova fixação.

O termo *reinserção* foi usado no passado para se referir à restauração do periodonto marginal, mas como não são as fibras existentes que se reinserem, mas sim novas fibras que se formam e se fixam ao novo cemento, o termo foi substituído pelo termo *nova inserção*. Atualmente, a reinserção é utilizada apenas para se referir à reparação em áreas da raiz não previamente expostas à bolsa, tais como após o descolamento cirúrgico dos tecidos ou na sequência de lacerações traumáticas no cemento, fracturas dentárias ou tratamento de lesões periapicais.

Adaptação epitelial :

A adaptação epitelial difere de uma nova inserção, na medida em que é a aposição próxima do epitélio gengival à superfície do dente sem obliteração completa da bolsa **(Fig.3)**. Estudos demonstraram que estes sulcos profundos, revestidos por um epitélio longo e fino, podem ser tão resistentes à doença como os verdadeiros anexos de tecido conjuntivo. A ausência de hemorragia ou secreção à sondagem, a ausência de inflamação clinicamente visível e a ausência de placa corada na superfície da raiz quando a parede da bolsa é desviada do dente podem indicar que o "sulco profundo" persiste num estado inativo, não causando mais perda de ligação. Uma profundidade pós-terapia de 4 ou mesmo 5 mm pode, portanto, ser aceitável nestes casos. A nova inserção e a regeneração óssea têm sido um objetivo constante, mas elusivo, da terapia periodontal desde o início deste século. Desde a década de 1970, esforços renovados de investigação laboratorial e clínica resultaram em novos conceitos e técnicas que nos aproximaram muito mais da obtenção deste resultado ideal da terapia. Melcher salientou que a regeneração do ligamento periodontal é a chave para uma nova ligação porque "proporciona continuidade entre o osso alveolar e o cemento e também porque contém células que podem sintetizar e remodelar os três tecidos conjuntivos da parte alveolar do periodonto".

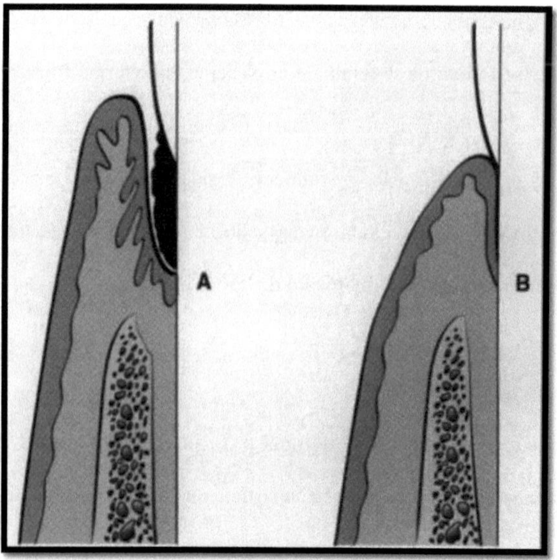

Fig.3:-Adaptação **epitelial** após tratamento periodontal. A, Bolsa periodontal. B, Após o tratamento. O epitélio da bolsa está intimamente adaptado, mas não ligado à raiz.

Durante as fases de cicatrização de uma bolsa periodontal, a área é invadida por células de quatro fontes diferentes: epitélio oral, tecido conjuntivo gengival, osso e ligamento periodontal. O resultado final da cicatrização da bolsa periodontal depende da sequência de eventos durante as fases de cicatrização. (Fig.4) Se o epitélio proliferar ao longo da superfície do dente antes que os outros tecidos alcancem a área, o resultado será um epitélio juncional longo. Se as células do tecido conjuntivo gengival forem as primeiras a povoar a área, o resultado serão fibras paralelas à superfície do dente e remodelação do osso alveolar sem fixação ao cemento. Se as células ósseas chegarem primeiro, pode ocorrer reabsorção radicular e anquilose. Finalmente, somente quando as células do ligamento periodontal proliferam coronalmente é que há nova formação de cemento e ligamento periodontal.

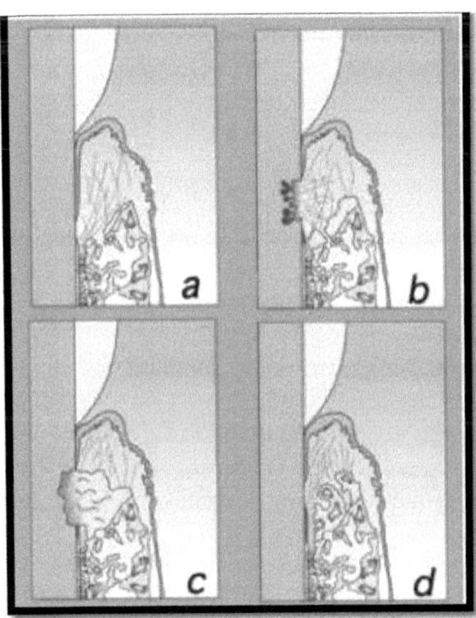

Fig.4:- Padrões de cicatrização periodontal de acordo com o tipo de célula dominante durante a cicatrização: a) ligação epitelial longa, b) ligação conjuntiva com reabsorção radicular, c) anquilose com reabsorção radicular, d) regeneração periodontal parcial. [3]

Assim, a cicatrização pode ocorrer por reparação - que resulta num tecido que não restaura completamente a arquitetura ou a função do tecido original, ou por regeneração - que resulta na restauração completa dos tecidos perdidos para a sua arquitectura e função originais, recapitulando os eventos cruciais de cicatrização de feridas associados ao seu desenvolvimento.

A cicatrização após a terapia periodontal convencional envolve a reparação dos tecidos conjuntivos gengivais e da porção coronal do ligamento periodontal, praticamente sem reparação do cemento ou do osso alveolar. De facto, a cicatrização após a cirurgia com retalho é mediada por uma série de respostas reparadoras, tais como o controlo da inflamação, o epitélio juncional longo, a ligação do tecido conjuntivo à superfície da raiz (reinserção ou nova ligação), novo osso separado da superfície da raiz pelo epitélio juncional longo, novo osso com reabsorção da raiz ou anquilose, nenhuma das quais pode ser considerada como regeneração de tecidos. [2]

O tecido periodontal é um aparelho de suporte especializado que consiste em tecidos duros e moles, incluindo cemento, osso alveolar e ligamento periodontal (PDL). O PDL, que desempenha um papel fundamental na ancoragem do cemento coberto pelo dente e do osso alveolar da mandíbula, contém uma mistura heterogénea de populações celulares que incluem fibroblastos, cementoblastos, osteoblastos, osteoclastos, odontoclastos e restos de células epiteliais de Malassez; estas células estão envolvidas na homeostase do PDL.

Vários estudos demonstraram que as células da PDL têm um carácter osteoblástico ou cementoblástico, expressando ou segregando matriz extracelular (ECM), incluindo colagénio tipo I alfa 2 (Col Iα2), osteopontina e osteocalcina em condições regenerativas in vitro. Este carácter osteoblástico ou cementoblástico das células contribui para a regeneração da PDL como um tecido de fixação funcional que forma tecidos mineralizados tanto na superfície da raiz como no osso alveolar.Para induzir a regeneração do PDL através de processos normais de desenvolvimento, incluindo a migração, proliferação e diferenciação celular, vários estudos sugeriram a aplicação de vários factores de crescimento, tais como o fator de crescimento derivado das plaquetas (PDGF), o fator de crescimento semelhante à insulina (IGF), o fator básico de crescimento dos fibroblastos (bFGF), o fator de crescimento transformador beta (TGF-β) e a BMP-2. Durante décadas, foram feitas tentativas para desenvolver procedimentos clínicos que pudessem levar a uma regeneração periodontal previsível. Estes procedimentos são

1. Condicionamento da superfície da raiz

2. Proteínas derivadas da matriz do esmalte

3. Enxerto ósseo

4. Regeneração de tecidos guiada

5. Engenharia de tecidos

Condicionamento da superfície da raiz :

Foram as primeiras tentativas de desmineralizar a superfície radicular ou de revestir a superfície radicular com agentes químicos como a fibronectina, o EDTA, o ácido cítrico, etc. **(Fig.5)** Acreditava-se que o procedimento de desmineralização reverteria a hipermineralização da superfície radicular induzida pela periodontite e exporia as fibras de colagénio com as quais as fibras recém-formadas poderiam interdigitar. Esperava-se também que as fibras de colagénio expostas desencorajassem a fixação de células epiteliais indesejadas.

No entanto, este procedimento não produziu uma regeneração previsível e, em vez disso, causou frequentemente anquilose e reabsorção radicular como efeitos secundários.

A abordagem seguinte à "regeneração" periodontal envolveu a introdução de um material de "enchimento" nos defeitos periodontais, na esperança de induzir a regeneração óssea. Foram investigados vários tipos de enxertos ósseos para determinar a sua capacidade de estimular a formação de osso novo. Embora a utilização de tais materiais de enxerto para defeitos periodontais possa resultar em algum ganho nos níveis de inserção clínica e evidência radiográfica de preenchimento ósseo, uma avaliação histológica cuidadosa revela normalmente que estes materiais têm pouca capacidade osteoindutora (esquecem a capacidade cementogénica) e geralmente ficam envoltos num tecido conjuntivo fibroso denso. [1]

Em geral, os enxertos de substituição óssea podem ser classificados em autógenos, aloenxertos, aloplastos e xenoenxertos.

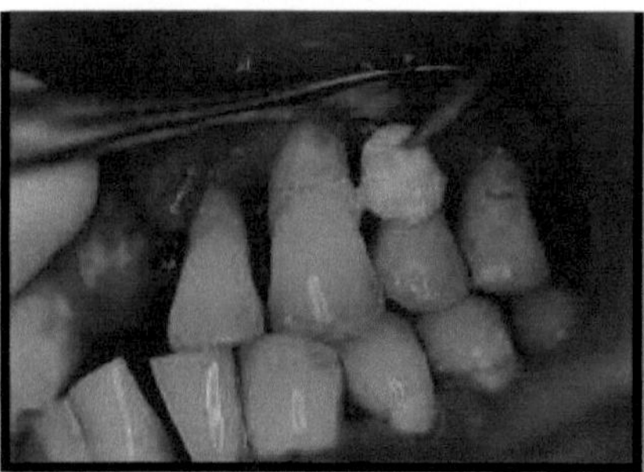

Fig.5:- Aplicação do agente condicionador de raízes

Enxerto autógeno :

O enxerto ósseo autógeno, que é colhido do próprio corpo do doente, é considerado ideal devido às suas propriedades osteocondutoras e osteoindutoras e porque contém uma fonte de células osteoprogenitoras. Continua a ser considerado o padrão de ouro pelo qual são comparados outros materiais de enxerto. [4]

1. Auto-enxerto intra-oral :

Enxertos ósseos autógenos intra-orais colhidos da tuberosidade maxilar, áreas alveolares edêntulas, ferida óssea em cicatrização, locais de extração e áreas mentais e retromolares. [5]

Podem ser utilizados vários tipos de enxertos ósseos autógenos [6]

(a) ***Lascas de osso cortical*** - Não são utilizadas atualmente porque são geralmente partículas muito maiores 1.559,6 × 183 mm e têm um maior potencial de sequestro [7]

(b) ***Coágulo ósseo*** - É produzido através da colheita de osso intra-oral com queimaduras redondas, sendo depois misturado com sangue[8][9] . Os primeiros estudos em macacos mostraram que as partículas de tamanho pequeno (100 mm) conduziam a uma atividade osteogénica mais precoce e mais elevada do que as partículas maiores[10] . As desvantagens da utilização do coágulo ósseo são a impossibilidade de o doente aspirar durante o processo de recolha, a qualidade desconhecida dos fragmentos ósseos recolhidos e a fluidez do material[11] .

(c) ***Mistura de osso cortical e esponjoso intra-oral*** - A mistura ***de*** osso é a combinação de osso cortical e esponjoso que é obtida com uma trefina ou rongeurs, colocada numa cápsula de amálgama e triturada até à consistência de uma massa óssea pastosa. A dimensão final das partículas é de cerca de 210 × 105 mm[7] .

2. Auto-enxerto extra-oral :

Os auto-enxertos extra-orais de osso esponjoso ilíaco e de medula óssea apresentam um grande potencial osteogénico, sendo capazes de induzir a cementogénese, a regeneração óssea e a reinserção das fibras de Sharpey[12] .

Entre os biomateriais, o osso autógeno foi adotado como padrão de ouro porque:

(1) O osso de auto-enxerto inclui células que participam na osteogénese,

(2) É induzida uma reação tecidular sem induzir reacções imunológicas,

(3) A reação inflamatória é mínima,

(4) Há uma rápida revascularização em torno das partículas do enxerto e

(5) Uma potencial libertação de factores de crescimento e de diferenciação sequestrados nos enxertos. [13] [14]

Aloenxerto :

Os aloenxertos são obtidos a partir de outros indivíduos da mesma espécie, mas com genótipos diferentes. Eles incluem aloenxertos ósseos liofilizados (FDBA) e aloenxertos ósseos liofilizados desmineralizados (DFDBA). O aloenxerto ósseo é a alternativa mais frequentemente utilizada ao osso autógeno para procedimentos de enxerto ósseo nos EUA. [15]

Os dois tipos de aloenxertos actuam por mecanismos diferentes.

1. *Aloenxertos ósseos liofilizados (FDBA)*

    O FDBA, que não é desmineralizado, funciona principalmente através da osteocondução, um processo no qual o enxerto não ativa o crescimento ósseo, mas actua como um suporte para o osso natural do paciente crescer sobre e dentro dele. Ao longo do tempo, o enxerto é reabsorvido e substituído por osso novo [4][5] .

2. *Aloenxertos ósseos liofilizados desmineralizados (DFDBA)*

    A desmineralização de um aloenxerto ósseo expõe as proteínas morfogenéticas ósseas dentro da matriz óssea. Estas proteínas indutoras induzem uma cascata de eventos que conduzem à diferenciação celular e à formação de osso através da osteoindução, induzindo as células estaminais pleuripotenciais a diferenciarem-se em osteoblastos. [16] [5]

Xenoenxertos :

Os xenoenxertos são enxertos partilhados entre diferentes espécies. Atualmente, existem duas fontes disponíveis de xenoenxertos utilizados como enxertos de substituição óssea em periodontia: o osso bovino e o coral natural. Ambas as fontes, através de diferentes técnicas de processamento, fornecem produtos biocompatíveis e estruturalmente semelhantes ao osso humano. Recentemente, foram também descritos xenoenxertos de suínos e bovinos. Os xenoenxertos são osteocondutores, estão facilmente disponíveis e não apresentam riscos de transmissão de doenças. Este último ponto foi posto em causa com a descoberta da encefalopatia espongiforme bovina, nomeadamente na Grã-Bretanha. [5]

Alloplast (enxerto sintético aloplástico) :

Um aloplast é um material de enxerto ósseo sintético biocompatível e inorgânico. Atualmente, os aloplastos comercializados para regeneração periodontal dividem-se em duas grandes classes: cerâmicas e polímeros. O destino de um material aloplástico de enxerto ósseo depende principalmente da sua composição química, estrutura e propriedades físicas. [17]

Os diferentes tipos de materiais de aloplastos são

Enxerto de polímero

- Polímeros de polimetilmetacrilato e polihidroxiletilmetacrilato (PMMA-PHEMA)

- Matriz de dentina desmineralizada (DDM)

- Hidroxilapatite (HA)

- Cimento de fosfato de cálcio (CPC)

- β-Fosfato tricálcico (TCP)

- Sulfato de cálcio

- Óculos bioactivos (BG)

- Suspensão oleosa de CaOH $_2$

- Granulado de titânio poroso

Enxertos compostos

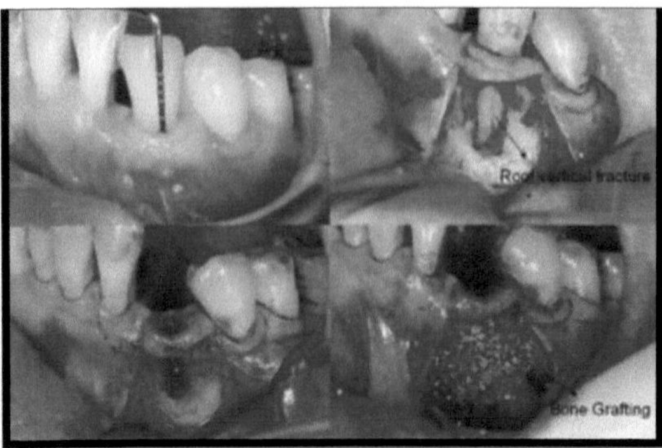

Fig.6:- A utilização de enxertos ósseos

Regeneração tecidular guiada (GTR) :

Baseava-se no conceito de que apenas as células do ligamento periodontal possuíam capacidade regenerativa e que a exclusão dos tecidos gengivais do local da ferida permitia que as células do ligamento periodontal repovoassem o local, tornando a regeneração biologicamente possível. A análise histológica da cicatrização mediada pela regeneração tecidular guiada mostra que se forma uma nova ligação do tecido conjuntivo à superfície da raiz com pequenas contribuições de novo cemento e osso, o que, por definição, não é uma verdadeira regeneração. A RTG é a primeira tentativa de alcançar a concordância entre os princípios biológicos e a prática clínica e passou a ser considerada o "padrão de ouro" com base no qual se comparam as tecnologias regenerativas. [1]

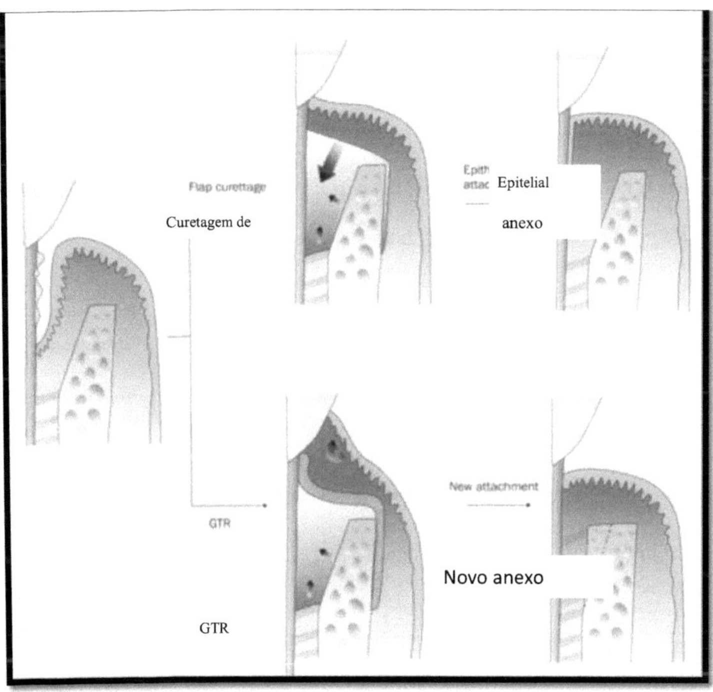

Fig.7:- Fundamentação do GTR

Sabe-se que **as proteínas derivadas da matriz do esmalte (EMD),** produzidas pela bainha epitelial da raiz de Hertwig, desempenham um papel importante na cementogénese, bem como no desenvolvimento do aparelho de fixação periodontal. Estudos in vitro demonstraram que a adição de EMD a culturas de fibroblastos periodontais resulta num aumento da proliferação, da produção de proteínas e de colagénio, bem como na promoção da mineralização. Como não foram identificados factores de crescimento específicos nas preparações de EMD, postula-se que o EMD

21

actua como um fator de reforço da matriz, criando um ambiente positivo para a proliferação celular, diferenciação e síntese da matriz. (Fig. 8)

Noutra abordagem para induzir a regeneração periodontal, os factores de crescimento polipeptídicos foram aplicados localmente na superfície da raiz para facilitar a cascata de eventos de cicatrização de feridas que conduzem à formação de novo cemento e tecido conjuntivo.

Entre eles, o PGDF e o IGF-1 e as BMPs oferecem um bom potencial para estimular a regeneração do osso e do cemento sem resultados clínicos preditivos.

Estas técnicas, como a GTR e a EMD, são os primeiros procedimentos terapêuticos periodontais baseados numa abordagem biológica. Estas técnicas são consideradas como as **terapias regenerativas periodontais de primeira geração.** [1]

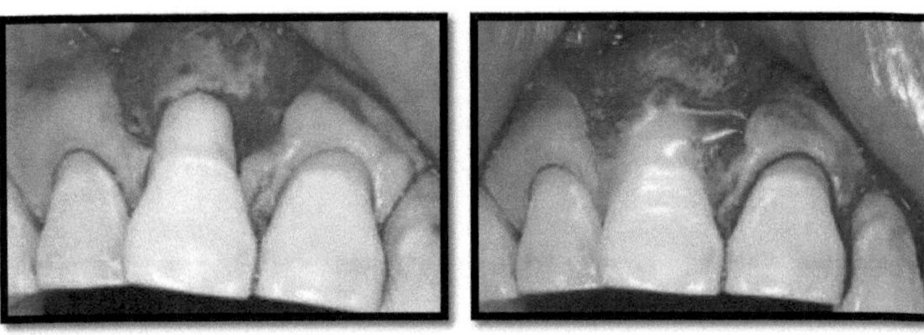

Fig.8:- Aplicação de EMD para regeneração óssea

Em 1993, Langer e colegas propuseram a engenharia de tecidos como uma técnica possível para regenerar tecidos perdidos, e a restauração de vários tecidos e órgãos humanos está a começar a tornar-se uma realidade. Esta abordagem reconstrói o tecido alvo natural através da combinação de três elementos: um suporte ou matriz, moléculas de sinalização (por exemplo, factores e genes de crescimento e diferenciação) e células. As abordagens actuais à engenharia de tecidos podem ser divididas, grosso modo, em dois tipos principais: ex-vivo e in vivo. Na primeira, o tecido-alvo é criado em laboratório através da cultura de células em suportes biodegradáveis na presença de factores tróficos específicos antes do seu transplante para o corpo. Na segunda abordagem, o tecido é restaurado através da maximização da capacidade natural de cicatrização do corpo, criando um ambiente local favorável à regeneração.

Uma potencial abordagem de engenharia de tecidos para a regeneração periodontal envolve a incorporação de células progenitoras e mensagens instrutivas numa construção tridimensional pré-fabricada, que é subsequentemente implantada no local do defeito. Esta estratégia elimina algumas das limitações associadas aos procedimentos regenerativos convencionais devido à colocação direta de factores de crescimento e células progenitoras no local do defeito e ultrapassa a fase de atraso normal do recrutamento de células progenitoras para o local.

Existem três abordagens diferentes para a regeneração periodontal

1. **Abordagens baseadas em proteínas**:

   Os factores de crescimento e de diferenciação podem regular a adesão, a migração, a proliferação e a diferenciação de vários tipos de células através da ligação a receptores adequados. Os recentes avanços na tecnologia de engenharia genética tornaram possível a obtenção de grandes quantidades de proteínas recombinantes humanas. Os factores de crescimento experimentados são o fator de crescimento transformador-β (TGF-β), as proteínas morfogénicas ósseas (BMP-2, 6, 7, 12), o fator básico de crescimento dos fibroblastos (bFGF) e o fator de crescimento derivado das plaquetas (PDGF).

   O desenvolvimento de veículos de entrega de polímeros sintéticos ou naturais para a libertação sustentada de factores de crescimento e diferenciação é crucial para a sua utilidade clínica. Os factores de crescimento aplicados localmente são rapidamente eliminados do local de implantação e têm uma meia-vida curta em resultado de uma combinação de mecanismos de degradação físicos e biológicos. Os sistemas de administração de fármacos (DDS) que utilizam veículos biomateriais permitiram alargar o tempo de exposição dos tecidos e manter a estabilidade das proteínas no organismo. Atualmente, a maioria das abordagens de administração envolve um único fator de crescimento, mas alguns experimentaram um novo suporte de polímero poroso que fornece o fator de crescimento endotelial vascular (VEGF) e o PGDF-BB. Estas tecnologias de administração dupla de factores de crescimento poderão ser úteis na engenharia de tecidos periodontais.

2. **Abordagens baseadas em células**:

O conceito de transplante de células para defeitos periodontais foi descrito pela primeira vez há mais de 15 anos. [18] Desde então, outros estudos tentaram induzir a regeneração periodontal utilizando a implantação de culturas de fibroblastos do ligamento periodontal e de células do osso alveolar. [19] Embora estas investigações tenham tido algum sucesso, em geral as estratégias de tratamento eram algo limitadas devido à natureza heterogénea das preparações de células brutas utilizadas nestes estudos. Mais recentemente, foi investigada a utilização de células estaminais purificadas em abordagens de engenharia de tecidos para facilitar a regeneração periodontal. O transplante de MSCs (células estaminais mesenquimais) autólogas da medula óssea em combinação com atelocolagénio em defeitos de classe III em cães demonstrou regenerar o cemento, o ligamento periodontal e o osso alveolar.[20]

Um novo relatório demonstrou que as células estaminais isoladas da papila apical da raiz de dentes humanos PDLSC (células estaminais do ligamento periodontal) podem ser combinadas para regenerar a estrutura radicular/periodontal, respetivamente.[21] Neste estudo, foi preparada uma estrutura de suporte em forma de raiz na qual foram semeadas células estaminais isoladas da papila apical da raiz de dentes de suínos. A espuma de gel contendo PDLSC porcina foi enrolada à volta da construção da raiz artificial e depois colocada num alvéolo ósseo preparado na mandíbula de mini-porcos. Após uma fase de cicatrização de três meses, esta "raiz" criada biologicamente foi restaurada com uma coroa de porcelana. Coletivamente, estes resultados demonstram a viabilidade (e o potencial) da utilização de uma combinação de populações de células semelhantes a MSC para a regeneração funcional de dentes.

3. **Abordagens baseadas na entrega de genes**:

A terapia génica é uma nova abordagem para o tratamento de doenças humanas. Baseia-se na engenharia genética, que envolve técnicas moleculares para introduzir, suprimir ou manipular genes específicos, orientando assim as próprias células de um indivíduo para a produção de um agente terapêutico. Na regeneração periodontal, a terapia genética procura otimizar a administração de agentes como os factores de crescimento aos defeitos periodontais, de modo a ultrapassar as limitações associadas às aplicações tópicas.

As duas principais estratégias para a introdução de transgenes terapêuticos em receptores humanos são (i) infusão direta do gene de interesse utilizando vectores virais ou não virais in vivo; e (ii) introdução do gene em células de entrega (frequentemente uma célula estaminal) fora do corpo ex vivo, seguida de transferência das células de entrega de volta para o corpo. [22] Em 2003, Jin e colegas investigaram a terapia genética através da incorporação dos genes BMP-7 e PGDF-B em vectores de adenovírus. Os fibroblastos dérmicos singénicos de rato foram transduzidos ex vivo com adenovírus que codificam a BMP-7 (Ad-BMP-7). Estas células foram depois semeadas em esponjas de gelatina e colocadas em defeitos ósseos periodontais. [23]

O Ad-PDGF-β foi utilizado para a transferência direta de genes in vivo. Este vetor foi inicialmente misturado com uma matriz de colagénio antes de ser implantado em defeitos ósseos alveolares periodontais de ratos. Estas abordagens de transferência de genes adenovirais estimularam as actividades regenerativas nos tecidos periodontais, incluindo a osteogénese, a cementogénese e a formação periodontal. Assim, a utilidade da terapia genética para a periodontite foi documentada em ratos. Embora os sistemas de administração viral tenham sido utilizados com sucesso numa vasta gama de tecidos, apresentam algumas desvantagens, incluindo os riscos de mutagénese, carcinogénese e reacções imunitárias à infeção viral ou às proteínas virais. Em 1999, Bonadio e colegas demonstraram a utilidade potencial deste sistema não viral de entrega de genes, ou seja, ADN plasmídeo, em defeitos esqueléticos caninos de tamanho crítico. [24]

Num estudo recente, o gene sonic hedgehog (Shh), que codifica uma proteína reguladora essencial da osteogénese embrionária e da reparação de fracturas ósseas, foi transduzido em células estaminais periosteais e derivadas da gordura, e em fibroblastos gengivais, para regenerar defeitos ósseos cranianos de coelhos numa matriz de alginato e colagénio. [25] Este estudo demonstrou o potencial de utilização desta nova abordagem de engenharia de tecidos melhorada por genes na regeneração óssea.

Estas técnicas de "engenharia de tecidos" para regenerar os tecidos periodontais são consideradas como as **terapias regenerativas periodontais de segunda geração.**

Num futuro próximo, as terapias regenerativas periodontais de terceira geração envolverão a ciência da nanoescala e a tecnologia de fabrico sem moldes, designada por prototipagem rápida ou fabrico sólido de forma livre. O avanço desta tecnologia poderá também tornar possível a produção de estruturas de suporte de células específicas para cada doente, com uma distribuição óptima das células e uma elevada permeabilidade vascular.

Tendo em conta as lacunas e deficiências no nosso conhecimento do desenvolvimento periodontal e das suas aplicações à terapia periodontal, é necessário ultrapassar muitos obstáculos biológicos, técnicos e clínicos antes de a terapia regenerativa periodontal se poder tornar uma realidade clínica. O sistema ideal para utilização clínica seria um procedimento simples que permitisse a administração num só passo do gene/proteína de interesse com um mínimo de manipulação. O desenvolvimento de uma tal abordagem terapêutica permitirá aplicações clínicas mais alargadas que beneficiarão o número crescente da população envelhecida que sofre de

periodontite. [1]

Engenharia de tecidos :

A abordagem da engenharia de tecidos à regeneração óssea e periodontal combina três

elementos-chave para melhorar a regeneração. (Fig.9)

1. Células progenitoras

2. Andaime ou matriz de suporte

3. Moléculas de sinalização.

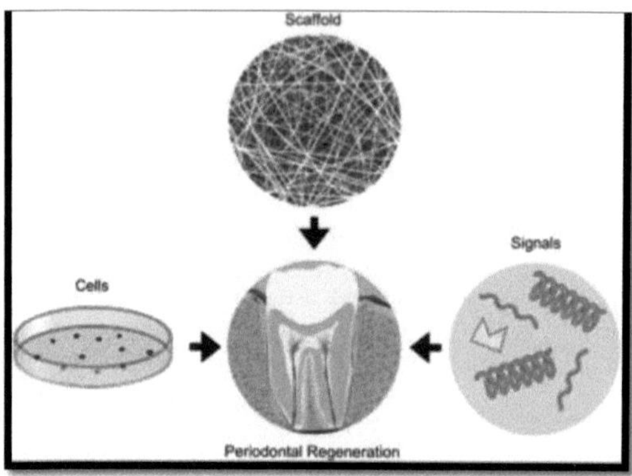

Fig.9:- Representação esquemática dos três principais componentes envolvidos na

engenharia de tecidos dentários e craniofaciais. [4]

CÉLULAS PROGENITORAS

  1. **Células derivadas do ligamento periodontal**

Uma vez que as células derivadas do ligamento periodontal têm caraterísticas multipotenciais, as células são consideradas fontes úteis para a regeneração de tecidos periodontais contendo osso, cemento e ligamento periodontal. Nakahara *et al.* implantaram células autólogas do ligamento periodontal de cão que foram semeadas num suporte de esponja de colagénio num modelo de defeito de fenestração periodontal em cães, e mostraram a regeneração do osso alveolar e do cemento em camadas uniformes na superfície da raiz. [26]

2. Células estromais mesenquimais derivadas do ligamento periodontal

Em 2004, Seo *et al.* isolaram uma população de células estaminais multipotentes no ligamento periodontal humano e indicaram que as células estromais mesenquimais derivadas do ligamento periodontal apresentavam algumas caraterísticas semelhantes às das células estromais mesenquimais, tais como multipotência, capacidade clonogénica, elevada proliferação e a expressão do marcador putativo de células estaminais STRO1, bem como do marcador de células perivasculares CD146. [27]

3. Células periosteais

O periósteo cultivado tem a capacidade de se diferenciar numa linhagem osteoblástica e expressa genes relacionados com o tecido periodontal. Yamamiya *et al.* demonstraram que o periósteo cultivado combinado com plasma rico em plaquetas e hidroxiapatite induziu melhorias clínicas em defeitos infra-ósseos humanos.[28]

4. Epitélio gengival e fibroblastos

Folhas de epitélio gengival derivadas de tecidos gengivais humanos foram desenvolvidas e aplicadas clinicamente como um tratamento para a gengivite descamativa crónica. (Okuda K et al 2004)[29] O transplante de lâminas epiteliais gengivais induziu uma redução da inflamação e o ganho de uma junção epitelial saudável e de tecido conjuntivo. Mohammadi *et al.* aplicaram fibroblastos gengivais autólogos em pacientes com gengiva insuficientemente aderente e mostraram o aumento da largura do tecido queratinizado.[30]

5. Células estaminais mesenquimais derivadas da medula óssea
Utilizando aspirados de medula óssea de mais de 350 dadores humanos, Pittenger e colegas (1999) demonstraram a diferenciação específica de linhagem das MSC em gordura, cartilagem e osso em condições de cultura *in vitro* adequadas. [31]

As MSCs derivadas da medula óssea humana não só demonstraram capacidade para proliferar extensivamente, como também foram capazes de orientar a diferenciação em vários tipos de células, estabelecendo uma fonte de células provocadora para potencial engenharia de tecidos. Kawaguchi *et al.* demonstraram que o autotransplante de células estaminais mesenquimais derivadas da medula óssea induziu a regeneração periodontal em defeitos experimentais de furca de classe III em cães.[20]

ANDAIMES OU MATRIZES DE SUPORTE :
As principais funções das matrizes de apoio são

1. Serve de estrutura, que mantém a forma do defeito. Fornece suporte físico para a área de cicatrização, de modo a que não haja colapso do tecido circundante para o local da ferida.

2. Serve como substrato 3D para a adesão, migração e proliferação celular e produção de matriz extracelular.

3. Funciona como uma barreira para restringir a migração celular de forma selectiva.

4. Serve potencialmente como veículo de entrega de factores de crescimento.

BIOMATERIAIS UTILIZADOS COMO SUPORTES :

1. Cerâmica

A HA (hidroxiapatite) natural e sintética e o β-fosfato tricálcico (TCP) são cerâmicas utilizadas na engenharia do tecido ósseo. São biocompatíveis, osteocondutoras e, como não contêm proteínas, não estimulam qualquer reação imunológica. A HA (hidroxiapatite) foi um dos primeiros biomateriais a ser utilizado como suporte. Pode ser derivada de osso bovino ou coralino ou ser feita de um material sintético puro. O TCP é um material natural composto por cálcio e fósforo e é utilizado como substituto ósseo cerâmico.[32]

2. Polímeros

Estes incluem poliésteres sintéticos, como o ácido poliglicólico, o ácido poliláctico e a policaprolactona e polímeros naturais como a fibrina de colagénio, a albumina, o ácido hialurónico, a celulose, o quitosano, os polihidroxialcanoatos, o alginato, a agarose e os poliaminoácidos.

3. Poliésteres sintéticos

O PGA (ácido poliglicólico) é um polímero do ácido glicólico. Foi o primeiro andaime polimérico utilizado na engenharia de tecidos. É insolúvel em água. Também é utilizado como material de sutura e como implantes para fixação de fracturas ósseas. O PLA (ácido poliláctico) é o polímero do ácido lático. O PLA é mais hidrofóbico do que o PGA e mais resistente à hidrólise. Os copolímeros de PGA têm sido utilizados em muitos tipos de biomateriais, incluindo suturas (vicryl). O PLGA (ácido poliláctico-co-glicólico) é um copolímero de PGA e PLA. Devido à sua biocompatibilidade, propriedades estruturais e mecânicas controladas, taxas de degradação adaptadas e ao seu potencial como veículos de entrega de factores de crescimento, tem sido considerado como o principal candidato para utilização em medicina regenerativa e dentária.

4. Polímeros naturais

Quitosano

Trata-se de um biopolímero de hidratos de carbono natural biodegradável que demonstrou melhorar a cicatrização de feridas e a formação óssea. É não tóxico e não imunogénico, e tem caraterísticas estruturais que tornam possível a sua utilização como substituto ósseo e como suporte para a fixação de células.

Colagénio

- Espuma de colagénio

Estes são fabricados por liofilização de uma solução de colagénio e colocados num molde com a configuração desejada. Após uma reticulação física ou química de intensidade e duração suficientes, os andaimes de espuma tornam-se resistentes à contração pelas células dos tecidos e apresentam uma resistência diminuída ou aumentada à decomposição pela colagenase,

dependendo do regime de reticulação.[33]

- Fibra de colagénio

As fibras com diâmetros de 300 nm e superiores foram fabricadas à escala comercial. Podem ser formadas em lãs por emaranhamento numa micrografia eletrónica de varrimento da lã, na qual as células são facilmente semeadas. Quando reticuladas por métodos que não alteram as bandas cruzadas nativas de 67 nm, as fibras são consideravelmente mais resistentes à colagenase do que os suportes de espuma ou de gel.

- Suportes de membrana de colagénio

As membranas de colagénio podem ser preparadas permitindo que o colagénio em solução seque numa superfície à qual não se ligue, como o Teflon ou o polietileno. Para promover a formação de fibrilhas, a solução é neutralizada e aquecida a 37°C, permitindo que o colagénio polimerize e forme as fibrilhas. Antes de começar a gelificar, a solução é espalhada numa superfície adequada e deixada a secar. As membranas podem ser reticuladas através de uma variedade de métodos para melhorar a sua resistência à humidade. Por exemplo, a reticulação aldeídica impede a fixação das células e a reticulação UV reduz a resistência à colagenase.[34]

Interação entre células e andaimes e conceção de andaimes

A interação entre as células e os suportes é bidirecional e envolve um ciclo de feedback das células e dos suportes. As forças são geradas no contexto da adesão das células à

MEC/estrutura e a mecanotransdução ocorre para as transduzir em sinais intracelulares que conduzem a modulações funcionais nas células: proliferação, diferenciação, migração e apoptose. [35] **(Fig.10)** O citoesqueleto de actina desempenha o papel mais proeminente nestes eventos [36]

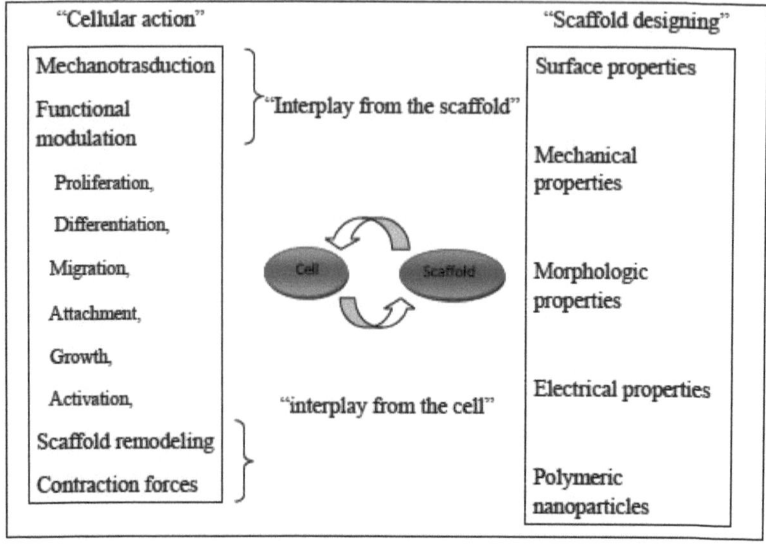

Fig.10:- Interação célula-scaffold e componentes da conceção do scaffold.

MOLÉCULAS DE SINALIZAÇÃO NA ENGENHARIA DE TECIDOS :

A fim de aumentar a eficácia *in vivo*, foi posta em prática a incorporação de várias moléculas bioactivas em materiais de suporte. Esta incorporação facilita a manutenção de

libertação de moléculas bioactivas (factores de crescimento) durante períodos de tempo mais longos. Várias moléculas bioactivas demonstraram fortes efeitos na promoção da reparação de feridas periodontais em estudos pré-clínicos e clínicos.

Os factores de crescimento são proteínas que se ligam a receptores na superfície celular, com o principal resultado de ativar a proliferação e/ou diferenciação celular. Muitos factores de crescimento são bastante versáteis, estimulando a divisão celular em vários tipos de células diferentes, enquanto outros são específicos de um determinado tipo de célula.

Factores de crescimento e citocinas na doença periodontal :

O equilíbrio entre as metaloproteinases da matriz (MMPs) e os inibidores tecidulares das metaloproteinases (TIMPs), que influenciam a homeostase da matriz extracelular em diferentes tipos de tecidos, é fortemente controlado pelos factores de crescimento, uma classe de hormonas polipeptídicas. Outros mediadores polipeptídicos que afectam a síntese da matriz incluem várias citocinas - interleucinas (IL-1, IL-4, IL-6, IL-10) e fator de necrose tumoral-α (TNF-α). Ao ligarem-se a receptores específicos de tirosina quinase na superfície das células, os factores de crescimento são capazes de regular acontecimentos celulares significativos na regeneração e reparação dos tecidos, incluindo o crescimento, a proliferação e a diferenciação celulares, a quimiotaxia, a angiogénese e a síntese da matriz extracelular.[37] Os factores de crescimento são classificados como mediadores biológicos sem especificidade sequestrados na matriz extracelular e como moléculas disponíveis na circulação. [38] Os factores de crescimento demonstram efeitos pleiotrópicos ou múltiplos na reparação de feridas em quase todos os tecidos, incluindo o periodonto. Alguns dos factores de crescimento mais importantes que exercem funções no periodonto saudável e doente estão listados abaixo:

a. Fator de crescimento derivado das plaquetas (PDGF)

b. Factores de crescimento dos fibroblastos (a-FGF e b-FGF)

c. Factores de crescimento transformadores (TGF-α e -β)

d. Fator de crescimento do tecido conjuntivo (CTGF)

e. Fator de crescimento endotelial vascular (VEGF)

f. Factores de crescimento semelhantes à insulina (IGF-I, IGF-II)

g. Fator de crescimento epidérmico (EGF)

h. Fator de crescimento dos hepatócitos (HGF)

Após a ocorrência de uma lesão, a cicatrização precede uma sucessão de interações "bem orquestradas" célula-célula e célula-matriz extracelular. No processo de cicatrização normal de uma ferida, os factores de crescimento actuam em conjunto para formar um complexo arranjo de moléculas que regulam a atividade celular e delimitam a ferida. [37] (Tabela 1) enumera as fontes e os principais efeitos de alguns factores de crescimento e citocinas importantes para a remodelação da matriz extracelular.

Quadro 1:- Lista de factores de crescimento com as suas fontes e efeitos

Fator de crescimento	Fontes	Efeitos
Isoformas de PDGF	Plaquetas Macrófagos Queratinócitos	Fibroblastos e macrófagos quimiotaxia Proliferação de fibroblastos Síntese da matriz extracelular
FGF	Macrófagos Células endoteliais	Proliferação de fibroblastos Angiogénese

TGF-β1, 2	Plaquetas Macrófagos	Fibroblastos e macrófagos Quimiotaxia Síntese da matriz extracelular Secreção de inibidores de proteases
CTGF	Células epiteliais Células vasculares	Síntese da matriz extracelular
FEG TGF-α	Plaquetas Macrófagos Queratinócitos	Reepitelização
IGF	Plasma Plaquetas	Endoteliais e fibroblastos proliferação Síntese de colagénio
VEGF	Queratinócitos Macrófagos	Angiogénese
IL-1	Neutrófilos	Ativar a expressão de factores de crescimento em macrófagos, queratinócitos e fibroblastos
TNF-α	Neutrófilos	Ativar a expressão de factores de crescimento em macrófagos, queratinócitos e Fibroblastos

O papel dos factores de crescimento é agora reconhecido na homeostasia do tecido conjuntivo durante a inflamação e a fibrose. Os estudos de reparação tecidular realizados em animais fornecem provas de que a cicatrização de feridas nos tecidos moles é reforçada pelo EGF, TGF-α e β, PDGF, FGF ácido e básico. As combinações de diferentes factores de crescimento produzem uma reparação superior à que pode ser conseguida apenas com factores individuais. [37]

Os factores de crescimento medeiam muitos eventos associados à renovação, reparação e regeneração dos tecidos periodontais. As células epiteliais gengivais, os fibroblastos gengivais e os fibroblastos do ligamento periodontal são as principais células envolvidas na reparação dos tecidos. Uma resposta adequada destas células-alvo a vários factores de crescimento depende da expressão dos receptores correspondentes.

Factores de crescimento em medicina dentária: qual é a sua relação?

Os factores de crescimento são hormonas peptídicas que têm um efeito profundo no crescimento. Os factores envolvidos na cicatrização e regeneração de feridas são muito semelhantes aos factores que estão envolvidos na formação ou no desenvolvimento dos tecidos. Os vários eventos, células e proteínas que atualmente se acredita estarem envolvidos na regulação do desenvolvimento dos tecidos periodontais também regulam a regeneração do tecido periodontal. As células do folículo pericoronário (ou seja, as células mesenquimais que rodeiam o dente antes do desenvolvimento radicular e periodontal) têm a capacidade de se diferenciar em osteoblastos, cementoblastos ou células do ligamento periodontal. Estas são as mesmas células que são necessárias para a regeneração.

Também se reconhece agora que factores de crescimento e morfogénios específicos desencadeiam a diferenciação de células derivadas do epitélio e do mesênquima durante a formação do dente. Assim, é razoável imaginar que muitas das moléculas envolvidas no desencadeamento do desenvolvimento dos tecidos periodontais podem revelar-se eficazes na promoção da regeneração dos tecidos periodontais.

O modo de ação do fator de crescimento é a forma como o fator de crescimento pretende interagir com o seu recetor alvo. Os vários modos de ação dos factores de crescimento são os seguintes

1. **O modo de ação endócrino :**

O modo de ação endócrino é representado pelas hormonas (contrariamente aos factores de crescimento), que são segregadas por um tipo de célula e viajam na corrente sanguínea até uma célula-alvo distante para exercerem as suas acções. Exemplos de hormonas com este tipo de ação são a hormona paratiroide, a hormona do crescimento e a hormona luteinizante e. Os modos de ação locais são mais tradicionalmente associados ao termo fator de crescimento e envolvem os modos parácrino, autócrino, justácrino e intácrino.

2. Modo de ação parácrino :

Envolve a produção de um fator por uma célula e os receptores para o fator de crescimento estão presentes noutra célula no mesmo microambiente local. O fator de crescimento é segregado por uma célula de forma solúvel e liga-se a receptores na célula-alvo (outra) para provocar os seus efeitos, por exemplo, o PDGF e o TGF, que são produzidos pelas plaquetas e actuam em células-alvo como os linfócitos e os osteoblastos.

3. Modo de ação autócrino :

Envolve a produção do fator por uma célula, que é segregado sob forma solúvel no exterior da célula e se liga depois a receptores de superfície na mesma célula para provocar um efeito, por exemplo, o TGF-α, que é produzido por células epiteliais e actua sobre elas, e as BMP, que são produzidas por células osteoblásticas e actuam sobre elas.

4. Modo de ação justácrino :

É semelhante ao modo parácrino, exceto que o fator produzido pela célula de origem está ligado à superfície celular e requer o contacto com a célula-alvo para evocar uma resposta, por exemplo, o fator das células estaminais.

5. Modo de ação intracrino :

É semelhante ao modo autócrino, em que o fator produzido pela célula não é segregado, mas actua intracelularmente para facilitar o efeito, por exemplo, a proteína relacionada com a paratormona (PTHrP), em que se demonstrou que uma porção da proteína se transloca para o núcleo para inibir a apoptose.

Os factores de crescimento são produtos celulares naturais; não podem difundir-se através de uma membrana celular e têm de atuar ligando-se a receptores celulares de elevada afinidade. Os receptores são componentes da membrana celular que são modificados para atuar de uma determinada forma. Para que um fator de crescimento exerça o seu efeito, o seu recetor designado deve estar presente na membrana celular em quantidade, orientação e atividade funcional suficientes para transmitir os estímulos adequados. Os receptores dos factores de crescimento podem ser divididos em duas categorias:

a. Receptores de superfície celular

b. Receptores intracelulares.

O protótipo mais comum do recetor do fator de crescimento é o recetor de superfície celular. Os receptores de superfície celular ligam-se normalmente a factores peptídicos que são solúveis em água, mas que não são facilmente transportados através da membrana celular lipofílica.

Os receptores de superfície celular podem ser divididos da seguinte forma

a. Receptores ligados à proteína G

- Fator de crescimento derivado das plaquetas

- Proteína relacionada com a paratormona

b. Receptores tirosina-quinases

-Fator de crescimento derivado das plaquetas

-Factores de crescimento semelhantes à insulina I e II

-Fator de crescimento de fibroblastos

c. Quinases de receptores de serina e treonina

-Fator de crescimento transformador β

-Proteínas morfogenéticas ósseas.

Os receptores intracelulares são normalmente descritos para esteróides como

-Vitamina D3 Estrogénio

-Glucocorticóides.

Os receptores de esteróides foram descritos tanto no citoplasma como no núcleo das células alvo. Uma vez ligado e ativado um recetor de superfície celular, uma série de segundos mensageiros é responsável por evocar uma atividade biológica. Os quatro principais **segundos mensageiros** são os seguintes:

a. Adenilil ciclase: É uma enzima activada por receptores ligados à proteína G. A adenilil ciclase catalisa a conversão de ATP em c-AMP, que ativa a proteína quinase A para provocar a fosforilação das proteínas.

b. Fosfolipase C: É também activada por receptores ligados à proteína G que provocam a ativação da proteína quinase C para evocar a fosforilação das proteínas.

c. Tirosina quinases e serina treonina quinases de receptores: São também responsáveis pela fosforilação das suas proteínas alvo.

A fosforilação de proteínas é um componente-chave da atividade do fator de crescimento e é responsável por mediar as alterações na proliferação e diferenciação celular, que são as caraterísticas da atividade do fator de crescimento.

Proliferação celular :

O processo mais fundamental de crescimento e desenvolvimento dos tecidos começa com a proliferação celular. As células de diferentes tecidos crescem e dividem-se a ritmos bastante diferentes. Apesar desta diferença, as células passam por um padrão semelhante de divisão celular.

Existem quatro fases principais do ciclo celular: (Fig.11)

- Fase S (fase de síntese): A síntese de ADN ocorre durante esta fase

- Fase M (fase mitótica): Durante esta fase, a célula divide-se efetivamente

- G_1 e G_2 fase (fases de intervalo): G1 (primeiro intervalo) e G2 (segundo intervalo) entre as fases S e M

- G_0 fase (fase de repouso): a célula está em repouso; saiu do ciclo celular.

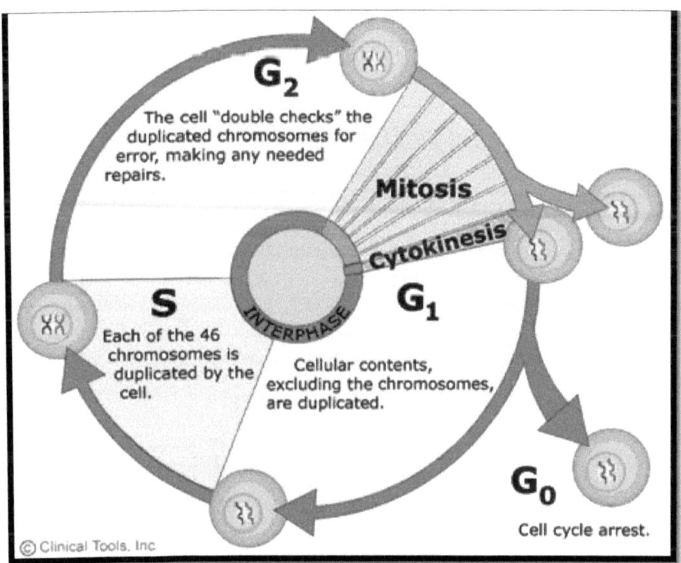

Fig.11 :- Ciclo celular

- Para que uma célula entre novamente no ciclo celular a partir da fase de repouso G_0 e inicie a divisão celular, é necessário um estímulo designado por *fator de competência*. Um exemplo de fator de competência é o PDGF. Os factores de competência são necessários mas não suficientes para que a célula entre no ciclo celular. Depois de a célula se ter tornado competente para sofrer a divisão celular, necessita de um *fator de progressão*, por exemplo, IGF-I. Os factores de progressão são suficientes quando as células se tornam competentes para progredir no ciclo celular, embora existam factores de crescimento que podem atuar em fases posteriores para atrasar ou bloquear as células na fase G_2. Uma vez que uma célula tenha progredido para a fase S, está empenhada em sofrer divisão celular. Assim, podemos dizer que os factores de crescimento são reguladores-chave deste processo de proliferação celular através da sua ação em diferentes fases do ciclo celular

43

Diferenciação celular :

A diferenciação é um processo pelo qual as células indiferenciadas se transformam num tipo específico de célula. É um componente essencial da regeneração dos tecidos. A diferenciação provoca alterações estruturais e funcionais na célula que são necessárias para a formação do tipo de tecido, por exemplo, fibroblastos para o ligamento periodontal, osteoblastos para o osso, etc.

Neste contexto, os factores de crescimento actuam para estimular ou inibir a diferenciação celular. Estes exercem o seu efeito através da ligação aos receptores e são, por isso, descritos como reguladores do ciclo celular.

Todas estas descobertas indicam que os factores de crescimento desempenham um papel importante na regeneração dos tecidos periodontais para estimular a migração, proliferação e diferenciação de várias células que têm a capacidade de regenerar os tecidos. A migração e proliferação dos fibroblastos do ligamento periodontal e a síntese dos componentes da matriz pelas células são necessárias para a reparação do ligamento periodontal nas fases iniciais, enquanto a diferenciação dos cementoblastos e osteoblastos é necessária para a formação de novo cemento e novo osso nas fases posteriores da regeneração periodontal. Muitos destes factores estão armazenados no osso; vários factores de crescimento podem, portanto, contribuir para o efeito osteoindutor dos enxertos ósseos exógenos.

São descritos a seguir vários materiais que podem atuar como veículo para os factores de crescimento.

Os enxertos ósseos têm sido utilizados há décadas para tratar defeitos periodontais e são uma fonte valiosa de mediadores biológicos (factores de crescimento). Os géis de colagénio tipo I têm sido amplamente investigados pelas suas propriedades de preenchimento de espaços, bem como pela sua capacidade de reabsorção e libertação de mediadores biológicos putativos em situações de cicatrização de feridas. As suturas e esponjas hemostáticas à base de colagénio têm sido amplamente utilizadas na medicina e na medicina dentária. As barreiras de colagénio reabsorvíveis têm sido utilizadas clinicamente para procedimentos de regeneração de tecidos guiados; no entanto, a sua combinação com um modificador biológico ainda não foi explorada. Outra área de interesse é a dos materiais poliméricos sintéticos, por exemplo, o ácido poliglicólico (PGA) e o ácido poliláctico (PLA). Os polímeros sintéticos oferecem potencial para combinação com factores de crescimento porque podem ser preparados de forma reprodutível em condições controladas. A capacidade de impregnar estes materiais com factores biologicamente activos e de controlar a libertação destes factores é muito promissora para o tratamento de defeitos periodontais.

As citocinas são uma família única de factores de crescimento. Secretadas principalmente pelos leucócitos, as citocinas estimulam as respostas imunitárias humoral e celular, bem como a ativação de células fagocíticas. As citocinas segregadas pelos linfócitos são designadas por **linfócinas**, enquanto as segregadas pelos monócitos ou macrófagos são designadas por **monocinas**. Uma grande família de citocinas é produzida por várias células do organismo. Muitas das linfocinas são também conhecidas como **interleucinas (IL)**, uma vez que não são apenas segregadas pelos leucócitos, mas também são capazes de afetar as respostas celulares dos leucócitos. Especificamente, as interleucinas são factores de crescimento dirigidos às células de origem hematopoiética. A lista de interleucinas identificadas aumenta continuamente, sendo o número total de actividades individuais atualmente de 22 (18

estão enumeradas no **quadro 2**).

QUADRO 2:- Lista de interleucinas com as suas fontes e atividade

Interleucinas	Principais fontes	Atividade primária
IL1-α e -β	macrófagos e outras células apresentadoras de antigénios (APCs)	co-estimulação de APCs e células T, inflamação e febre, resposta de fase aguda, hematopoiese
IL-2	células Th1 activadas, células NK	proliferação de células B e células T activadas, funções NK
IL-3	células T activadas	crescimento de células progenitoras hematopoiéticas
IL-4	Th2 e mastócitos	Proliferação de células B, crescimento e função de eosinófilos e mastócitos, expressão de IgE e MHC de classe II nas células B, inibição da produção de monocinas
IL-5	Th2 e mastócitos	crescimento e função dos eosinófilos
IL-6	células Th2 activadas, APCs, outras células somáticas como hepatócitos e adipócitos	resposta de fase aguda, proliferação de células B, trombopoiese, sinergismo com IL-1β e TNF nas células T
IL-7	células estromais do timo e da medula óssea	Linfopoiese T e B
IL-8	macrófagos, outras células somáticas	quimioatractor de neutrófilos e células T
IL-9	Células T	efeitos hematopoiéticos e timopoiéticos

IL-10	células Th2 activadas, células T c B CD8$^+$, macrófagos	inibe a produção de citocinas, promove a proliferação de células B e a produção de anticorpos, suprime a imunidade celular, o crescimento de mastócitos
IL-11	células estromais da medula óssea	efeitos hematopoiéticos e trombopoiéticos sinérgicos
IL-12	Células B, células T, macrófagos, células dendríticas	proliferação de células NK, produção de INF-γ, promove funções imunitárias mediadas por células
IL-13	Células Th2, células B, macrófagos	estimula o crescimento e a proliferação das células B, inibe a produção de citocinas inflamatórias pelos macrófagos
IL-14	Células T e células B malignas	regula o crescimento e a proliferação das células B
IL-15	macrófagos infectados com vírus, fagócitos mononucleares	induz a produção de células NK
IL-16	eosinófilos, células T CD8$^+$, linfócitos, células epiteliais	quimioatractor para células CD4$^+$
IL-17: seis isoformas, todas de genes diferentes; IL-17A, B, C, D, E e F (IL-17E também chamada IL-25)	A e F formas expressas apenas num subconjunto de células T; B expressas em leucócitos e tecidos periféricos; C reguladas positivamente durante a inflamação; D expressas no sistema nervoso e no músculo esquelético; E expressas em tecidos periféricos	aumenta a produção de citocinas inflamatórias, a angiogénese, afecta as células endoteliais e epiteliais
IL-18	Macrófagos	aumenta a atividade das células NK, induz a produção de INF-γ
Interferão	**Principais fontes**	**Atividade primária**

INF-α e -β	macrófagos, neutrófilos e algumas células somáticas	efeitos antivirais, indução de MHC de classe I em todas as células somáticas, ativação de células NK e macrófagos
INF-γ	células Th1 e NK activadas	induz o MHC de classe I em todas as células somáticas, induz o MHC de classe II em APCs e células somáticas, ativa macrófagos, neutrófilos, células NK, promove a imunidade mediada por células, efeitos antivirais

DEFINIÇÃO DE PROTEÍNA MORFOGENÉTICA ÓSSEA

Qualquer família de factores de crescimento homodiméricos envolvidos na formação do osso e da cartilagem, que fornecem sinais morfogenéticos que orientam a arquitetura normal dos tecidos.

ANTECEDENTES HISTÓRICOS

Desde o tempo de Hipócrates que se sabe que o osso tem um potencial considerável de regeneração e reparação. Nicholas Senn, um cirurgião do Rush Medical College, em Chicago, descreveu a utilidade de implantes de osso descalcificado anti-sético no tratamento da osteomielite e de certas deformidades ósseas[38]. Pierre Lacroix propôs a existência de uma substância hipotética, a osteogenina, que poderia iniciar o crescimento ósseo[39].

A base biológica da morfogénese óssea foi demonstrada por Marshall R. Urist.

Marshall R. Urist fez a descoberta fundamental de que segmentos de osso desmineralizados e liofilizados induziam a formação de novo osso quando implantados em bolsas musculares em coelhos. Esta descoberta foi publicada em 1965 por Marshall R. Urist na revista Science.[40] Urist propôs o nome "Proteína Morfogenética Óssea" na literatura científica no Journal of Dental Research em 1971.[41]

A indução óssea é uma cascata sequencial de múltiplos passos. Os principais passos desta cascata são a quimiotaxia, a mitose e a diferenciação.

Os primeiros estudos de Hari Reddi desvendaram a sequência de eventos envolvidos na morfogénese óssea induzida pela matriz óssea[42]. Com base no trabalho acima referido, parecia provável que os morfogénios estivessem presentes na matriz óssea. Utilizando uma bateria de bioensaios para a formação óssea, foi efectuado um estudo sistemático para isolar e purificar proteínas morfogenéticas ósseas putativas.

Um grande obstáculo à purificação foi a insolubilidade da matriz óssea desmineralizada. Para ultrapassar este obstáculo, Hari Reddi e Kuber Sampath utilizaram extractantes dissociativos, tais como guanidina HCL 4M, ureia 8M ou SDS a 1%[43]. O extrato solúvel isolado ou os resíduos insolúveis isolados foram incapazes de induzir novo osso. Este trabalho sugeriu que a atividade osteogénica ideal requer uma sinergia entre o extrato solúvel e o substrato colagénico insolúvel. Não só representou um avanço significativo em direção à purificação final das proteínas morfogenéticas ósseas pelo laboratório Reddi,[44][45] como também permitiu a clonagem de BMPs por John Wozney e colegas no Genetics Institute[46].

Quadro 3: História da evolução da proteína morfogénica óssea.

1965	Marshall Urists descobriu que a matriz óssea desmineralizada (DBM) pode induzir a formação óssea.
1971	Urist desenvolve o conceito de Proteínas Morfogénicas Ósseas (BMPs)
1972	Hari Reddi, Huggins consideram que a indução óssea é uma cascata sequencial com várias etapas.
1981	Reddi e Kuber Sampath fazem a extração associada e a reconstituição da atividade da BMP para bioensaio.
1991	Os cirurgiões ortopédicos utilizam BMPs pela primeira vez quando a matriz óssea desmineralizada (DBM) está disponível para utilização comercial.
outubro de 2001	A FDA concede a aprovação da isenção de dispositivo humanitário (HDE) para a proteína osteogénica 1 (OP-1; rh BMP 7)
novembro de 2002	A FDA aprova o rh BMP 2 (INFUSE) para uma fusão da coluna vertebral de um único nível.
abril de 2004	A FDA concede a aprovação HDE para o OP-1 putty para fusão espinal de revisão.
maio de 2004	A FDA aprova a rh BMP-2 (INFUSE) para o tratamento de fracturas agudas abertas da tíbia.

Desde a descoberta das proteínas morfogenéticas ósseas (BMPs) como proteínas indutoras de osso por Urist [47], muitos investigadores demonstraram que as BMPs induzem a diferenciação de células estaminais e mesenquimais em células osteogénicas capazes de produzir osso. As teorias modernas da biologia molecular afirmam que as BMPs são proteínas morfogenéticas, ou seja, moléculas que induzem o genoma a iniciar a formação de uma área morfogenética. As BMPs difundem-se através de um gradiente de concentração, alterando assim o processo de desenvolvimento.

Em resposta a este estímulo, as células proliferam e diferenciam-se seguindo um padrão e uma disposição espacial pré-definidos. Do ponto de vista físico-químico, as BMPs são proteínas segregadas pelas células, que actuam como ligandos de receptores presentes na membrana plasmática de diferentes tipos de células (efeitos autócrinos e parácrinos), estabelecendo assim a organização celular e tecidular.

<u>ESTRUTURA DAS PROTEÍNAS MORFOGENÉTICAS ÓSSEAS</u>

As proteínas morfogenéticas ósseas pertencem à superfamília do fator de crescimento transformador beta (TGF-β). Estas proteínas são sintetizadas como grandes moléculas precursoras. Após a dimerização, estas proteínas são clivadas proteoliticamente num local de consenso Arg-X-X-Arg para gerar dímeros maduros. Foi demonstrado que a região N-terminal controla a estabilidade da proteína madura processada e que a sequência a jusante adjacente ao local de clivagem determina a eficiência da clivagem [48]

As BMPs consistem em dímeros cujas cadeias estão ligadas por ligações dissulfureto, e esta dimerização é um pré-requisito para a indução óssea. As BMPs são activas tanto como moléculas homodiméricas (duas cadeias idênticas) como heterodiméricas (duas cadeias diferentes).

Foram identificadas quinze BMPs e divididas em subfamílias de acordo com as semelhanças na sequência de aminoácidos. Além disso, são glicoproteínas de massa molecular relativamente baixa. Mais especificamente, uma BMP é uma molécula dimérica com duas cadeias polipeptídicas unidas por uma única ligação dissulfureto e uma estrutura primária 40 a 50% semelhante à do TGF-ß.[49]

Quadro 4 : Lista das proteínas morfogenéticas ósseas

BMP-1	Not part of TGF-β family
BMP-2	Osteoinductive, osteoblast differentiation, apoptosis
BMP-3 (osteogenin)	Most abundant BMP in bone, inhibits osteogenesis
BMP-4	Osteoinductive, lung and eye development
BMP-5	Chondrogenesis
BMP-6	Osteoblast differentiation, chondrogenesis
BMP-7 (osteogenic protein-1)	Osteoinductive, development of kidney and eye
BMP-8 (osteogenic protein-1)	Osteoinductive
BMP-9	Nervous system, hepatic reticuloendothelial system
BMP-10	Cardiac development
BMP-11 (growth/differentiation factor-8)	Neuronal tissues
BMP-12 (growth/differentiation factor-7)	Tendon-iliac tissue formation
BMP-13 (growth/differentiation factor-6)	Tendon and ligament-like tissue formation
BMP-14 (growth/differentiation factor-5)	Enhances tendon healing and bone formation
BMP-15	Follicle-stimulating hormone activity
BMP: Bone morphogenetic protein, TGF: Transforming growth factor	

Funções das BMP

BMP na formação óssea

Respostas imunitárias em BMP

BMPs na formação óssea

A formação óssea pode ocorrer *através de* um processo direto (intramembranoso) ou indireto (endocondral). A ossificação intramembranosa ocorre durante o desenvolvimento embrionário dos ossos da abóbada craniana através da transformação direta de células mesenquimatosas em osteoblastos. A ossificação endocondral, que é o processo pelo qual os ossos longos se desenvolvem, envolve a formação de um anlagen intermediário cartilaginoso que eventualmente se torna ossificado e contém todos os componentes celulares do osso maduro [50]. Em ambos os mecanismos, a indução de osso e cartilagem ocorre através de uma interação epitelial-mesenquimal[51] que inicia a diferenciação celular específica e conduz a células precursoras da linhagem osteoblástica ou condroblástica.

O desenvolvimento da cartilagem e do osso a partir do mesênquima é caracterizado inicialmente por uma condensação de células mesenquimatosas[52] . Esta condensação pode ocorrer de duas formas: ou por células que se movem em direção a um ponto focal central ou por uma região localizada de proliferação aumentada. O contacto direto célula-a-célula, moléculas difusíveis produzidas pelas células sinalizadoras, ou interações mediadas pela matriz podem resultar numa massa celular de atividade proliferativa aumentada[53-55]. Um passo inicial no processo de formação do osso endocondral é a condensação das células mesenquimais em nódulos pré-cartilaginosos discretos. As células condrogénicas tornam-se hipertróficas e passam a um estado bio-sinteticamente ativo que envolve a deposição de minerais na matriz cartilaginosa. Os condrócitos hipertróficos segregam então agentes quimiotácticos que atraem e dirigem a invasão dos locais pelos vasos sanguíneos. Os condrócitos acabam por morrer e a sua matriz é parcialmente destruída durante a invasão vascular, altura em que surgem os osteoblastos. Inicialmente, o osteoide será depositado e a remodelação produzirá finalmente tecido ósseo funcional[56].

Os glucocorticóides medeiam a sua ação nos osteoblastos através das BMPs[57] e o ácido retinóico, um derivado da vitamina A, é um possível modulador da expressão das BMPs[58].[Sabe-se que as moléculas de adesão celular, como as lamininas[59], as moléculas de adesão de células neurais (N-CAM)[60] e as integrinas[61] interagem com as BMPs e outros factores de crescimento e foram localizadas nas áreas de condensação mesenquimal inicial[60-61]. Dependendo do seu gradiente de concentração, as BMPs podem atrair vários tipos de células[62-63] e atuar como agentes quimiotácticos, mitogénicos ou de diferenciação[64-65]. As BMPs podem afetar a proliferação de células formadoras de cartilagem e de osso e podem induzir a diferenciação de células progenitoras mesenquimatosas em vários tipos de células, incluindo condroblastos e osteoblastos[62,66]. Na formação óssea ectópica, associada à implantação de BMPs, a sequência de eventos recapitula o processo de formação óssea que é observado durante o desenvolvimento embrionário do osso longo e muitas das propriedades das BMPs podem ser extrapoladas a partir daí.

O vasto espetro de células sensíveis à ação das BMP inclui os fibroblastos[67], as células do tecido conjuntivo mesenquimatoso[68], as células do tecido conjuntivo derivadas do músculo[69], a linhagem astroglial[70] e muitas outras.[67] As células estromais da medula óssea constituem uma fonte importante de progenitores pluripotenciais mesenquimatosos capazes de se diferenciarem em várias linhagens celulares em condições adequadas.

Foi demonstrado que a matriz óssea desmineralizada, a dexametazona, o beta-glicerofosfato, a vitamina D e a BMP-1 estimulam as células estromais da medula óssea a assumirem um fenótipo osteoblástico[71,72] . As células mesenquimatosas da medula óssea têm potencial para se diferenciarem ao longo das linhagens osteoblástica e adipocítica. Estudos demonstraram uma resposta específica em termos de concentração, com doses mais baixas de BMPs a induzir a linhagem adipocitária e doses mais elevadas a induzir uma resposta condrogénica/osteoblástica[73].

O tratamento com rhBMP-2 protege e aumenta o compromisso das células para com o fenótipo osteoblástico.[72,73] Os osteoblastos e os condroblastos têm origem num precursor comum que é um progenitor mesenquimal bipotencial denominado osteocondroprogenitor[74] ou esqueletoblasto.[Esta diferença é importante, uma vez que reflecte a variação entre o compromisso celular, quando o destino das células é programado, e a diferenciação celular, quando o destino das células é expresso devido aos sinais permissivos do microambiente.   As evidências apoiam a hipótese de que as BMPs actuam sobre as células progenitoras do esqueleto e induzem a diferenciação tanto do osteoblasto [66,71,81-83] como do condroblasto [56,60,84,85]

Os factores que afectam a capacidade de indução óssea das BMP são as quantidades, a composição qualitativa, a possível presença de inibidores, o processamento e armazenamento corretos[86]. Além disso, a dose, a concentração e o tempo de ação das BMP são parâmetros importantes do resultado indutivo[64,87].

Baixas concentrações de BMP-2 (50ng/ml) aumentaram a expressão do gene do colagénio II, enquanto que concentrações mais elevadas (100-400ng/ml) inibiram a expressão do colagénio II nas linhas celulares de condrócitos e aumentaram a expressão da osteocalcina (OC)[72] . Estes resultados mostram claramente que os condrócitos são capazes de expressar caraterísticas osteoblásticas.

As BMPs induzem a citodiferenciação ao longo dessas linhagens quando existem condições permissivas para cada tipo de célula. A estabilidade ou integridade estrutural que permite o crescimento dos vasos sanguíneos,[88] as condições microambientais que afectam a tensão de oxigénio,[89] e as caraterísticas geométricas/arquitectónicas da MEC que afectam o citoesqueleto[90] através de receptores de membrana são factores críticos para a citodiferenciação.

As diferenças na pressão parcial de oxigénio e na quantidade de células mesenquimatosas presentes nos locais intramusculares e subcutâneos são responsáveis pela dose mais baixa de BMP necessária para induzir a formação óssea ectópica no primeiro local.[91] O tratamento com citocalasina D perturba o citoesqueleto, tornando as células esféricas e resultando em concentrações elevadas de factores solúveis e matriciais endógenos, promovendo assim o fenótipo condrogénico.[92]

A redução do soro, a elevada densidade celular e o colagénio de tipo I foram descritos como parâmetros necessários para a diferenciação condrogénica[93]. As células de elevada densidade fixam-se ao colagénio de tipo I, levando à condensação celular que promove o fenótipo condrogénico.

A continuação da diferenciação em condrócitos hipertróficos e a mineralização não requerem a BMP-2, mas dependem da presença de ácido ascórbico e de factores séricos.[94-95] Dependendo da dose e da ação coordenada de outras citocinas,[100,101] a BMP-2 desempenha um papel regulador na progressão sequencial dos condrócitos através da sua maturação,[96,97] com o desenvolvimento da medula óssea hemopoiética (98,99), e a inibição da diferenciação miogénica.[83]

A diferenciação das células mesenquimatosas em pré-condroblastos é induzida pelas BMPs, mas a progressão coordenada ao longo da linhagem condroblástica e subsequente linhagem osteoblástica é regulada por outros factores de crescimento que actuam de forma autócrina ou parácrina[102] .

As BMPs que actuam através de um mecanismo autócrino reduzem a expressão da colagenase-3 e da noggin, inibindo assim a ligação e a função das BMPs e resultando num aumento da produção de colagenase-3[103] .

Embora as BMPs exerçam a sua ação tanto nos osteoblastos como nos condroblastos, não alteram o destino dos respectivos progenitores[104] . A exposição precoce de células mesenquimatosas indiferenciadas às BMPs induz a via condroblástica, enquanto a exposição posterior acelera a diferenciação osteoblástica[105].[Isto significa que, no caso da formação de osso endocondral, os osteoblastos não se formam a partir de uma transdiferenciação de condrócitos, mas sim como resultado de uma indução separada.[1,70,93,107] As células endoteliais que invadem a cartilagem podem servir como um alvo de acolhimento das células estaminais que mais tarde se desenvolvem em pré-osteoblastos.[98]

Numerosos relatórios mostram uma regulação positiva do fenótipo osteoblástico pelas BMPs.

A regulação positiva da osteocalcina (OC), da osteopontina (OP), da osteonectina, da sialoproteína óssea (BSP), da fosfatase alcalina (ALP), dos receptores para a hormona paratiroide, da produção de colagénio I e da taxa de mineralização são provas de um efeito promotor das BMPs nas células derivadas do mesênquima[64,82,86,106,108,109] .

As BMPs podem atuar em vários tipos de células e provocar uma resposta específica a essa fase de diferenciação celular[106] . Existem provas de que as BMPs desencadeiam a produção de osteopontina nos pré-osteoblastos, enquanto que nas células osteoblásticas a osteocalcina é regulada positivamente e a sialoproteína óssea é expressa em osteoblastos diferenciados antes da mineralização[110].

As BMPs desempenham um papel importante no processo de modelação e remodelação óssea. A atividade morfogenética da matriz óssea só é aparente após a sua desmineralização, que ocorre com a ação controlada dos osteoclastos.

São produzidos factores de crescimento semelhantes à insulina (IGF-I, IGF-II), TGFâ-1, TGFâ- 2, PDGF, factores de crescimento de fibroblastos básicos e ácidos,

BMPs e outras moléculas, que são incorporados na matriz óssea em formação que serve de reservatório[111].

As BMP ligam-se ao colagénio do tipo IV[112] ou do tipo I[113] e, nestas condições, são inactivas. Foi identificado um local de ligação à heparina nos segmentos N-terminais da BMP-2 que pode funcionar para localizar o fator de crescimento e restringir a sua difusão[13].

O tratamento ácido associado à ação osteoclástica liberta as BMPs do seu substrato colagénico, tornando-as biologicamente activas[114] e capazes de afetar a proliferação e diferenciação celular[70].

O fluxo guiado de tipos específicos de células para as vias adequadas torna as BMP importantes reguladores da formação óssea,[113] com um papel fundamental na remodelação óssea[110].

As "Unidades Multicelulares Básicas" (BMU) referem-se às unidades funcionais do osso em que os osteoblastos e os osteoclastos actuam de forma coordenada[115], o que se designa por acoplamento. Durante a remodelação, que é um processo de "auto-manutenção", o osso existente é reabsorvido e o novo osso é depositado. A reabsorção durante cada ciclo de remodelação é equilibrada por uma quantidade igual de formação óssea, uma vez que as quantidades de BMPs e outros factores de crescimento libertados pelo osso são proporcionais à extensão da reabsorção[116,117].

Existem provas de que a BMP-2 promove a expressão da ciclo-oxigenase-2 e do fator de diferenciação dos osteoclastos em células semelhantes aos osteoblastos, regulando assim a osteoclastogénese[118]   . Com base no que precede, o efeito mitogénico, quimiotático e de diferenciação das BMP pode ajudar a mediar o acoplamento da formação óssea à reabsorção durante a resposta adaptativa da remodelação. Apoia os componentes celulares e amplifica os sinais moleculares necessários para a interação coordenada de vários tipos de células.

Resposta imunitária às proteínas morfogenéticas ósseas

Os mecanismos imunitários activados após a implantação de BMPs não são totalmente compreendidos ou bem definidos devido a controvérsias na literatura, que suscitam alguma confusão. Parece que a aplicação única de BMPs alogénicas e proteínas não colagénicas proporciona uma resposta imunitária moderada através da produção de imunoglobulinas G, mas não diminui a capacidade osteoindutora das BMPs. Por outro lado, uma dose única de proteínas não colagénicas BMP estimula uma elevada concentração de anticorpos anti-BMP, o que poderia inibir o potencial osteoindutor das BMP[15].

A implantação de BMPs alogénicas ou xenogénicas parece promover o recrutamento de macrófagos, linfócitos e plasmócitos e a produção de anticorpos que podem inibir a osteogénese. Enquanto alguns estudos demonstram um efeito específico da espécie das BMP (16), outros demonstram que uma dose única de até 100 mg de BMP xenogénicas seria segura e não estimularia uma resposta imunitária detetável[17]   .

No entanto, um estudo posterior realizado por Urist e colaboradores[18] demonstrou que uma segunda implantação de BMPs resulta na intensificação da resposta imunitária e na redução da eficácia da BMP xenogénica no tratamento de lesões de tamanho crítico em cães.

A análise da resposta imunitária após o implante de BMP humana recombinante (rhBMP) ainda não foi estudada em pormenor. No entanto, estudos preliminares relataram que a anti-rhBMP-2 não foi produzida após a implantação desta proteína recombinante em defeitos das mandíbulas de cães.

Células-alvo para as proteínas morfogenéticas ósseas :

Foram demonstrados numerosos estudos sobre os efeitos celulares e moleculares da matriz óssea desmineralizada e das BMP purificadas ou recombinantes em várias linhas celulares. Pelo menos algumas linhas de células mesenquimais pluripotentes, células da medula óssea, precursores de osteoblastos, mioblastos, fibroblastos e células neurais respondem às BMPs.

Numerosos marcadores do metabolismo ósseo, como a fosfatase alcalina, o recetor da hormona paratiroide, a osteocalcina, a osteopontina e a osteonectina, são modulados pelas BMPs. Apesar da evidência acumulada de que a resposta mediada pelas BMPs envolve a utilização de receptores específicos durante o desenvolvimento da cartilagem e do osso, os seus mecanismos de transdução de sinal ainda não são claros. De facto, as BMPs desempenham um papel importante durante as fases iniciais da organogénese.

Nas células mesenquimatosas e embrionárias, o efeito mais impressionante das BMPs é a capacidade de induzir a diferenciação destas células em osteoblastos, estimulando a formação de cartilagem e a atividade da fosfatase alcalina. Outras hormonas ou citocinas não conseguem modular o nível destes marcadores do metabolismo ósseo. É de salientar o facto de, em experiências *in vitro,* baixas concentrações de BMPs promoverem a diferenciação de células mesenquimatosas em adipócitos, ao passo que altas concentrações destas proteínas promovem a diferenciação de osteoblastos. Este facto enfatiza a necessidade de especificar as doses de BMP de modo a prever o seu efeito[19].

Os osteoblastos tratados com rhBMP-2 apresentam uma diferenciação rápida, semelhante à das células mesenquimatosas, com um aumento dos níveis de fosfatase alcalina, osteocalcina, osteopontina e sialoproteína óssea[20].

Em geral, verifica-se um aumento da atividade de síntese de ADN e da transcrição de genes envolvidos na síntese de proteínas da matriz óssea. A rhBMP-2 bloqueia a diferenciação de células precursoras de osteoblastos em mioblastos ou adipócitos.[21] Sampath e colaboradores[22] demonstraram que, quando OP-1 (BMP-7) é adicionada a culturas de células ósseas enriquecidas com osteoblastos em diferentes fases de diferenciação, estimula a proliferação celular, a síntese de colagénio, a indução de fosfatase alcalina, a produção de AMPc mediada pela hormona paratiroide e a síntese de osteocalcina. Uma vez que muitos tipos de BMPs podem induzir a ossificação endocondral, os condroblastos também devem ser alvos naturais destas proteínas. De facto, foi demonstrado que muitas BMPs induzem a proliferação celular e a síntese e atividade da fosfatase alcalina dos condroblastos e condrócitos da placa de crescimento. A natureza dos condrócitos para cultura *in vitro* tem um papel significativo no efeito das BMPs, mostrando que os estímulos para estas proteínas são tecido-específicos[23].

As BMPs bovinas induziram um aumento da síntese de ADN e de proteínas e também da atividade da fosfatase alcalina em fibroblastos NIH-3T3 de uma forma dependente da dose[24]. Em contraste, as rhBMP não induziram um aumento da fosfatase alcalina nestas células .

A BMP-2 promoveu a diferenciação de fibroblastos BALB/c-3T3, Swiss-3T3 e 3T3-L1 em adipócitos e osteoblastos[20] . Normalmente, as células-alvo das BMPs diferenciam-se em células semelhantes a osteoblastos e produzem fosfatase alcalina e tecido mineralizado. Por outro lado, Kaneko et al. (25) examinaram o efeito direto das BMPs na atividade osteoclástica de reabsorção óssea numa cultura de osteoclastos maduros de coelho altamente purificados. As BMP-2 e -4 aumentam as cavidades de reabsorção óssea escavadas pelos osteoclastos isolados. A BMP-2 também aumentou a expressão do ARN mensageiro da catepsina K e da anidrase carbónica II, que são enzimas chave para a degradação de matrizes ósseas orgânicas e inorgânicas, respetivamente.

Transportadoras

A maioria dos estudos que investigam o papel e a ação das BMPs exógenas utiliza uma matriz para fornecer o fator de crescimento ao local de implantação. Embora a matriz possa não contribuir com quaisquer factores adicionais necessários para a indução óssea[107], é um componente fundamental e muito importante do processo de crescimento. As matrizes colagénicas ou sintéticas têm sido utilizadas como veículos de entrega e as suas propriedades físico-químicas, juntamente com o microambiente que criam, desempenham um papel no resultado indutivo.

Os suportes podem ser materiais xenogénicos sólidos (HA),[89,142] materiais aloplásticos sólidos (polímeros de polietileno),[143,144] ou géis de origem autogénica,[88,145] alogénica,[146,147] ou aloplástica,[148] e combinações dos anteriores.[149]

Uma das funções do transportador é manter o fator no local de implantação, aumentando assim a sua concentração local. No entanto, as BMPs também ajudam a estabilizar o transportador, acelerando o crescimento ósseo na sua massa[150] devido à estabilização provocada pela absorção das BMPs na superfície do transportador g de rhBMP-2 com partículas de matriz óssea induzida. Como resultado, 0,15 g de rhBMP-2 foi formado por via subcutânea em ratos, enquanto que um mínimo de 75 foi necessário na ausência de matriz[11].

O ponto isoelétrico e as caraterísticas estruturais da proteína são determinantes importantes da dose retida pelo implante, mas a farmacocinética do fator de crescimento não é afetada pelas propriedades do suporte[151]. A matriz de colagénio retém cerca de 65% das BMPs durante a impregnação inicial e liberta-as em duas fases: uma fase inicial algumas horas após a implantação e uma segunda fase que depende da natureza do suporte e das suas caraterísticas geométricas[152].

Acredita-se que as BMP não se ligam ao suporte[152], mas que ficam fisicamente presas na sua estrutura, o que torna certas concepções mais favoráveis à indução óssea do que outras[153]. No caso dos suportes de esponja de colagénio, a massa, a reticulação do colagénio e os métodos de esterilização afectam a precipitação das BMP e a subsequente resistência à degradação da esponja pela colagenase[154].

As propriedades do melhor transportador podem variar consoante o local de implantação específico e o resultado terapêutico pretendido. As considerações incluem a biodegradabilidade, a integridade estrutural, a ausência de imunogenicidade, a absorção e a taxa de libertação de BMP[155] .

Esta última caraterística do suporte serve a sua segunda função, que é a libertação controlada da BMP. Este facto permite uma aplicação mais constante e prolongada. Isto torna as BMPs mais eficientes e ajuda a criar o gradiente quimiotático, necessário para que as células respondam[11].

A BMP-2 é retida num transportador de hidrogel durante mais de 30 dias, ao passo que a injeção direta resulta na sua eliminação completa no prazo de 3 dias[156]

. O transportador de colagénio também resultou num aumento da densidade óssea do regenerado, quando comparado com a matriz polimérica[157], salientando a importância das propriedades estruturais do transportador. Recentemente, foi sugerida uma nova abordagem. Isto envolve a implantação de matrizes que concentram ativamente BMPs nativas no local de implantação, em vez de armazenar e fornecer passivamente rhBMPs, que são mil vezes menos potentes do que o complexo BMP nativo[158]. A matriz também serve como um ambiente no qual o osso se pode formar e, por conseguinte, ajuda a definir a região na qual o novo osso pode ser formado[159].

Os veículos de entrega com consistência estrutural adequada podem funcionar como andaimes primários nos quais as células se podem fixar e a ECM, com subsequente mineralização, pode ser depositada[152,160]. Muitos investigadores concordam que não foi provado definitivamente que o processo condrogénico é essencial para a formação óssea por BMP[89,161]. O tipo de matriz utilizada também pode influenciar e determinar o mecanismo de formação óssea que é apropriado para o local de implantação[146].

O material da matriz e os seus parâmetros geométricos (dimensão dos poros e %volume) são factores que, direta (dimensão das células capazes de se fixarem) ou indiretamente (efeito no fornecimento de sangue ou oxigénio), determinam o microambiente e influenciam o mecanismo de formação óssea (endocondral ou intramembranosa).[59,89,90] As BMPs combinadas com partículas porosas de hidroxiapatite ou membrana fibrosa de colagénio levam à ossificação intramembranosa,[89,142,161] enquanto a membrana fibrosa de vidro ou a matriz óssea insolúvel suportam a formação óssea indireta *através de* um intermediário cartilaginoso[89,90,142].

Ao examinar a ação das BMPs, é também importante considerar os efeitos relacionados com a dose. É evidente que várias doses provocam respostas diferentes em tipos de células específicos em intervalos de tempo diferentes[162]   . A dose do fator de crescimento determina o seu sinal quimiotático, proliferativo ou mitogénico, pelo que deve ser bem regulada. Concentrações mais elevadas de BMPs resultam num crescimento ósseo mais rápido,[11] sendo a cartilagem mais rapidamente substituída por osteoide mineralizado.[163] As rhBMPs sob a forma de monómeros, homodímeros ou heterodímeros precisam de ser avaliadas e padronizadas porque exibem diferentes potências biológicas.[11,121]

O transportador pode também atuar de forma sinérgica, servindo como reservatório da população de células induzíveis. A medula óssea pode ser combinada com BMPs[164] e, ao fornecer o seu componente celular, pode resultar numa formação óssea de desempenho superior.

Recentemente, os investigadores tentaram a entrega direta (*in vivo*) ou indireta (utilizando vectores virais) de sequências genómicas de BMP no local de implantação,[165,166] demonstrando uma expressão ativa de BMP durante 2-6 semanas e formação óssea com trabéculas e medula óssea.

O custo de fabrico e manuseamento, para além da facilidade de aplicação clínica, são factores igualmente importantes a considerar quando se decide sobre um tipo específico de veículo de distribuição.

PROTEÍNAS MORFOGENÉTICAS ÓSSEAS PURIFICADAS VERSUS PROTEÍNAS MORFOGENÉTICAS ÓSSEAS RECOMBINANTES

Como qualquer fator de crescimento, as BMPs actuam em doses muito baixas nos tecidos, existindo em nanogramas ou microgramas. No entanto, para isolar um par de microgramas de BMPs, são necessários quilogramas de matriz óssea desmineralizada[26]. Uma vez isoladas, as diferentes BMPs podem ser identificadas pela sua sequência de aminoácidos. A purificação das BMPs a partir da matriz óssea desmineralizada pode ser efectuada por quatro métodos distintos:

1. digestão enzimática, uma vez que resistem à colagenase;

2. extração com etilenoglicol, devido à natureza hidrofóbica da molécula de BMP;

3. 6 M ureia mais 0,5 M CaCl2, uma vez que as BMP podem ser dissociadas de outras proteínas não colagénicas em solventes caotrópicos;

4. Concanavalina - A cromatografia de afinidade devido à sua natureza hidrofóbica e aos hidratos de carbono presentes na sua estrutura.

Apesar destes métodos, a purificação das BMPs é um processo extremamente laborioso e os rendimentos são baixos. As preparações devem ser iniciadas com um mínimo de 100 kg de osso cortical fresco lavado e livre de medula óssea[26].

Uma vez que o seu peso molecular varia entre 15 e 30 kDa, a purificação parcial das BMPs produz 57 mg do pool de BMPs por kg de osso fresco[26]. O isolamento de uma BMP nativa específica produz quantidades ainda mais pequenas, da ordem de µg/kg de tecido. As pequenas quantidades de BMPs resultantes de um processo de purificação tão laborioso estimularam a aplicação de técnicas de biologia molecular para a clonagem e expressão destas proteínas.

A clonagem molecular dos primeiros genes que codificam BMPs ocorreu no final da década de 1980 e foram descritos mais de 30 membros da família BMP[27]. O estudo de diferentes BMPs revelou que o seu padrão de expressão e as suas funções biológicas não se restringem ao desenvolvimento do esqueleto. Foram identificadas outras funções, como a proliferação e diferenciação celular, a apoptose, a morfogénese de vários órgãos, incluindo o esqueleto, e a organogénese. Em alternativa, vários laboratórios isolaram proteínas bioactivas que induzem a formação de cartilagem e/ou osso nos locais implantados, mas os rendimentos foram baixos e o processo de purificação foi muito trabalhoso[28]. Além disso, o risco potencial implicado na sua origem a partir de osso de dador alogénico reduziu a sua aplicação clínica[29].

Foram identificados e clonados cDNAs para diferentes BMPs. As sequências deduzidas destes cDNAs indicaram que estas proteínas são membros da superfamília TGF-ß, com exceção da BMP-1, que foi identificada como procolagénio C proteinase[30].

A clonagem molecular dos genes codificadores de BMP e a sua identificação como parentes do TGF-ß aumentou o interesse por estas proteínas e permitiu estudos de expressão e funcionais. Tendo em conta as propriedades osteoindutoras da BMP-2 e da BMP-7, foi necessário isolar os homólogos humanos do cDNA destas moléculas para os clonar em vectores de transdução adequados, a fim de produzir e purificar estas proteínas recombinantes utilizando sistemas de expressão heterólogos de bactérias, mamíferos e baculovírus (Bustos Valenzuela JC e Sogayar MC, dados não publicados).

As proteínas recombinantes obtidas estão a ser utilizadas em estratégias de clonagem cega de cDNA para identificar e caraterizar novos reguladores potenciais do processo de diferenciação dos osteoblastos, para compreender melhor os mecanismos moleculares envolvidos na formação óssea e para obter novos conhecimentos terapêuticos (conceção de medicamentos e terapia genética).

As propriedades osteoindutoras das BMPs recombinantes são reduzidas em comparação com as BMPs purificadas e exigem a caraterização das BMPs através de técnicas de engenharia genética. Bessho et al. (31) analisaram em pormenor os efeitos da BMP bovina purificada versus recombinante. Com base no conteúdo de Ca2+ e em aspectos radiográficos, observaram que a maturação do tecido ósseo formado ectopicamente em músculo de rato era até 10 vezes maior quando se utilizavam BMPs bovinas.

Foram propostas e testadas várias hipóteses para explicar estas discrepâncias. Há relatos sobre diferenças na sequência de aminoácidos das BMP bovinas recombinantes e purificadas. Além disso, foi sugerido que estas citocinas actuam de forma coordenada na reparação óssea, enfatizando a necessidade de várias BMP recombinantes em simultâneo para facilitar ainda mais a reparação. Outro aspeto a considerar é o tipo de suporte utilizado para transportar a BMP para o defeito, sendo os materiais derivados do colagénio excelentes candidatos[31]   .

A CASCATA DE SINALIZAÇÃO DAS PROTEÍNAS MORFOGENÉTICAS ÓSSEAS

A osteogénese compreende uma cascata sequencial com três fases críticas:

1. Migração e Mitose de Células Mesenquimais,

2. Diferenciação de células mesenquimais em condroblastos,

3. Formação de cartilagem e, finalmente, substituição da cartilagem por osso.

Estes eventos sequenciais são despoletados pela ligação da fibronectina plasmática à matriz óssea desmineralizada, aumentando a adesão e a proliferação das células mesenquimais aos 3 dias após a implantação. A condrogénese é observada após 5 dias, atingindo o seu pico aos 7-8 dias. A hipertrofia da cartilagem e a mineralização são observadas após 9 dias. A diferenciação dos osteoblastos depende da angiogénese e o nível mais elevado ocorre após 10-11 dias[10]   .

Sequencialmente, o osso endocondral recém-formado é remodelado e torna-se um sítio hematopoiético. A sequência de eventos morfogenéticos em resposta à matriz óssea desmineralizada imita os eventos iniciais da morfogénese esquelética em embriões e da reparação óssea em adultos.

A BMP, como molécula sinalizadora da superfamília TGF-ß, liga-se a um recetor específico do tipo II presente na membrana celular e recruta um recetor do tipo I, formando um complexo. Estes receptores são proteínas serina/treonina quinase transmembranares que se auto-fosforilam após a formação do complexo BMP-recetor II-recetor I e adquirem a capacidade de fosforilar as proteínas Smad, uma família de transdutores de TGF-ß.

As Smads são uma família de mediadores de sinalização dos receptores BMP em vertebrados homólogos de Mad (mothers against decapentaplegic, em *Drosophila*) e Sma (relacionado com Mad em *C. elegans*) e podem ser classificadas em três

subtipos por estrutura e função, ou seja

1. Smads reguladas por receptores (R-Smads),

2. Smads mediadores comuns, e

3. Smads inibitórias.

Figura 12. Transcrição de genes mediada por BMP

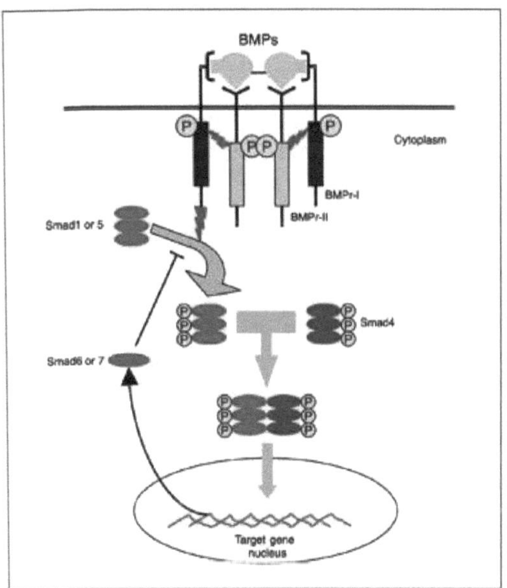

Figura 12. Transcrição de genes mediada por BMP. O complexo transmembranar

serina/treonina quinase ativado pelos receptores BMP desencadeia a fosforilação das

Smads regulada pelo recetor e a ligação às Smads mediadoras comuns. Após a

formação do complexo heteromérico,

As R-Smads são fosforiladas por receptores de serina/treonina quinase

activados (complexo BMP-recetor II-recetor I). As R-Smads interagem com as Smads mediadoras comuns para formar complexos hetero-oligoméricos, que depois se translocam para o núcleo e regulam a transcrição de vários

Não é claro se as Smads podem reconhecer sítios de ligação específicos e ligar-se ao ADN por si próprias.

A co-expressão transitória de BMP-2 com BMP-5, BMP-6 ou BMP-7, ou de BMP-4 co-expressa transitoriamente com BMP-7, resultou numa maior atividade de BMP do que a expressão de uma única BMP, com BMP-2/7np heterodimérico a apresentar uma atividade específica cerca de 20 vezes superior à dos homodímeros de BMP (ensaio de indução de fosfatase alcalina *in vitro*)[12].

Estudos recentes identificaram antagonistas específicos das BMP (ou seja, noggin e chordin) e membros da família DAN (ou seja, gremlin). Estes antagonistas ligam-se às BMP com a mesma afinidade que os seus receptores específicos, bloqueando a transdução de sinal e diminuindo assim a formação óssea. Por conseguinte, estes antagonistas podem ser utilizados terapeuticamente em condições patológicas caracterizadas por uma formação óssea excessiva[13]   .

Bahamonde e Lyons[14] demonstraram que a BMP-3 tem um efeito inibitório na osteogénese, apresentando uma via de sinalização semelhante à do TGF-ß/activina. A capacidade da BMP-3 para inibir a atividade da BMP-2 parece resultar da competição por componentes de sinalização comuns às vias do TGF-ß/activina e das BMPs. Uma vez que a BMP-3 é de longe a BMP mais abundante no osso desmineralizado, provavelmente desempenha um papel fundamental como modulador da atividade osteogénica de outras BMPs *in vivo*.

Estes resultados são de grande relevância clínica devido à necessidade de quantificar a quantidade de BMP-3 quando são utilizados produtos compostos por BMPs exógenas para acelerar a regeneração de uma pessoa. O potencial osteogénico das BMPs é aumentado quando os antagonistas são eliminados. No entanto, a BMP-3 poderia ser utilizada no tratamento de doenças caracterizadas pela hipermineralização óssea, como a osteopetrose.

Receptores BMP :

Os membros da família TGF-b ligam-se a dois tipos de receptores de serina-treonina-quinase, ou seja, receptores de tipo I e de tipo II (Fig. 1B)[9,10].

> *1.* Recetor da proteína morfogenética óssea de tipo I
>
> *2.* Recetor da proteína morfogenética óssea de tipo II

Recetor da proteína morfogenética óssea de tipo I

Sete receptores (activin recetor-like kinases 1 a 7; ALK-1-7) foram identificados como receptores de tipo I para a família TGF-b em mamíferos.

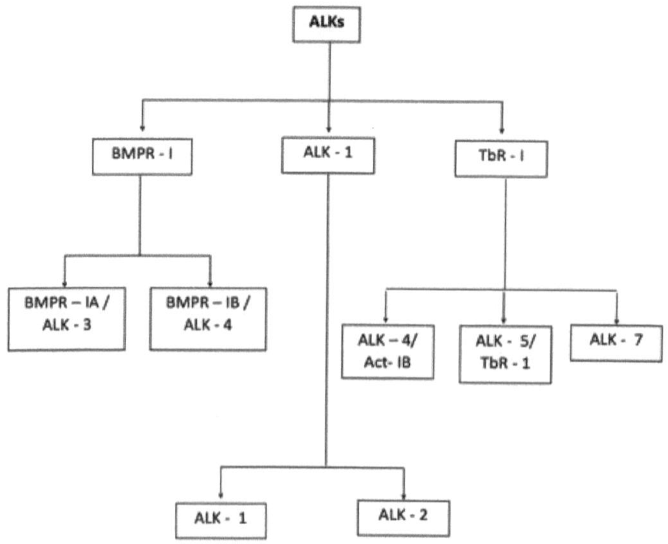

Os receptores do grupo ALK-1 e os do grupo BMPR-I activam Smad1/5/8 e transduzem sinais intracelulares semelhantes, enquanto os do grupo TbR-I activam Smad2/3. BMPR-IA e ALK-2 são amplamente expressos em vários tipos de células. Em contraste, a expressão de BMPR-IB mostra um perfil de expressão mais restrito, e a de ALK-1 é limitada a células endoteliais e algumas outras células.

As especificidades da ligação das BMPs aos receptores de tipo são afectadas pelos receptores de tipo II. Normalmente, a BMP-2 e a BMP-4 ligam-se à BMPR-IA e à BMPR-IB,[13] enquanto a BMP-6 e a BMP-7 se ligam fortemente à ALK-2 e fracamente à BMPR-IB. O GDF-5 liga-se preferencialmente ao BMPR-IB, mas não a outros receptores do tipo I.[14] O BMP-9 e o BMP-10 ligam-se ao ALK-1 e ao ALK-2.[15-17]

Os receptores BMP de tipo I são partilhados por outros membros da família TGF-b. O TGF-β liga-se ao TbR-I e também ao ALK-1 nas células endoteliais (18, 19). O MIS liga-se ao ALK-2, ao BMPR-IA e ao BMPR-IB na presença do seu recetor específico de tipo II, o MISR-II.

Recetor da proteína morfogenética óssea de tipo II

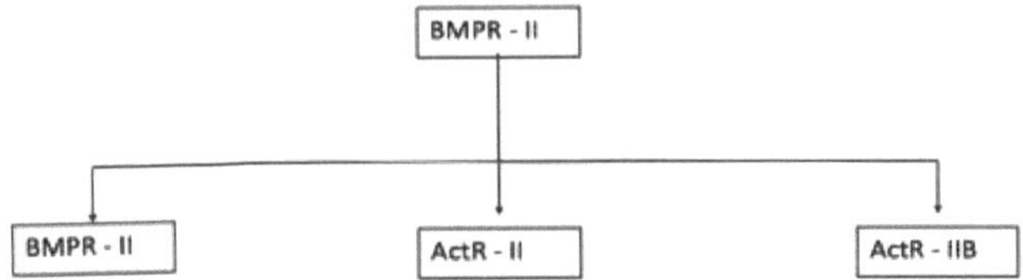

Estes receptores para BMPs estão presentes nos mamíferos e são amplamente expressos em vários tecidos. O BMPR-II é específico para as BMP, enquanto o ActR-II e o ActR-IIB são partilhados pelas activinas, miostatina e BMP. Estes receptores de tipo II parecem ligar a maioria dos ligandos de BMP e afectam as preferências de ligação das BMP aos receptores de tipo I.

O BMPR-II tem uma cauda C-terminal longa e única, com 530 aminoácidos após o domínio cinase (11). A forma longa com a cauda C-terminal é expressa predominantemente na maioria dos tipos de células, enquanto a forma curta, sem a cauda C-terminal longa, pode ser expressa apenas em certos tipos de células[12].

Tanto os receptores de tipo I como os de tipo II são necessários para a transdução de sinal. As BMPs ligam-se aos receptores de tipo I na ausência de receptores de tipo II. Quando ambos os tipos de receptores estão presentes, a sua afinidade de ligação aumenta drasticamente[11]   .

A quinase do recetor de tipo II transfosforila o recetor de tipo I, que transmite sinais intracelulares específicos. Os receptores de tipo I e de tipo II partilham propriedades estruturais semelhantes, sendo constituídos por um domínio extracelular relativamente curto, um único domínio de extensão membranar e um domínio intracelular que contém um domínio serina-treonina-cinase.

Figura 13 : Relações entre os ligandos BMP

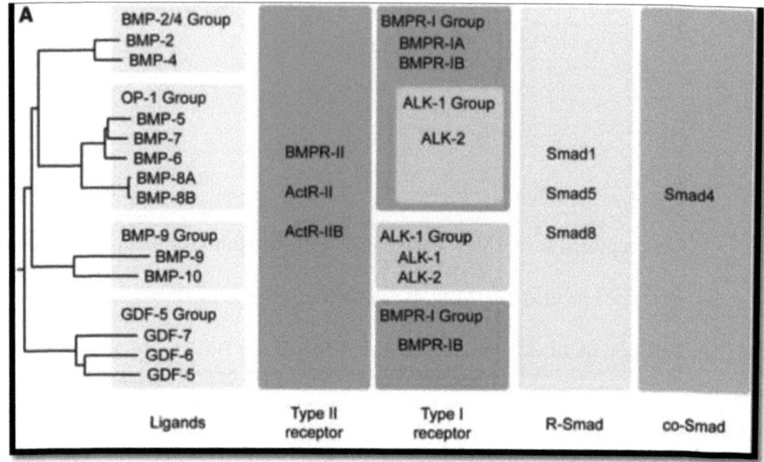

Relações entre os ligandos de BMP, os receptores de tipo II e de tipo I e as proteínas Smad na transdução de sinal. Relativamente à ligação das BMPs aos receptores de tipo I, as BMP-2/4 ligam-se à BMPR-IA e à BMPR-IB, enquanto as BMP-6/7 se ligam fortemente à ALK-2 e fracamente à BMPR-IB. BMP-9/10 ligam-se a ALK-1 e ALK-2, e GDF-5 liga-se preferencialmente a BMPR-IB. A árvore filogenética dos diferentes subgrupos de BMP foi adaptada da Ref. 2

Coreceptores para BMPs

Embora os receptores de tipo II e de tipo I sejam suficientes para a transdução da sinalização intracelular pelas BMPs, a ligação aos receptores e a atividade de sinalização de certos ligandos é regulada pelos coreceptores.

As proteínas ancoradas em glicosilfosfatidilinositol (GPI) da família das moléculas de orientação repulsiva (RGM), incluindo RGMa, b e c, são coreceptores de BMP-2 e BMP-4 e reforçam a sinalização de BMP (Fig. 1B) (20_22). Os RGMb e c são também conhecidos como DRAGON e hemojuvelina, respetivamente. Interagem com os receptores de BMP tipo I e/ou tipo II e ligam-se a BMP-2 e BMP-4, mas não a BMP-7 ou TGF-b1.

Figura 14: Sinalização dos receptores BMP na membrana plasmática para o núcleo por Smads.

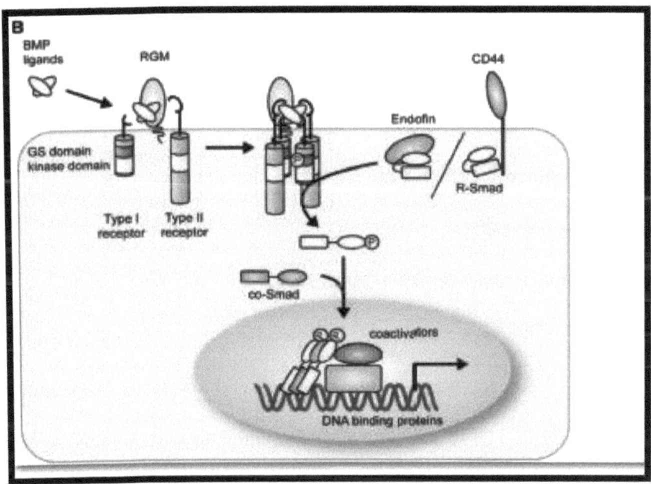

Sinalização dos receptores de BMP na membrana plasmática para o núcleo por Smads. Os ligandos das BMP ligam-se ao complexo heterotetramérico dos receptores de tipo II e de tipo I, e as proteínas RGM servem de coreceptores para as BMP. As R-Smads existem no citoplasma através da interação com proteínas de ancoragem da membrana, por exemplo, CD44 e endofina. Após fosforilação pelos receptores de tipo I, as R-Smads formam complexos com a co-Smad (Smad4), translocam-se para o núcleo e regulam a transcrição de genes-alvo através da interação com factores de transcrição (proteínas de ligação ao ADN) e coactivadores da transcrição.

Nas células do músculo liso da artéria pulmonar do rato, a sinalização BMP-2/4 requer BMPR-II, mas não ActR-II ou ActR-IIB. No entanto, as células transfectadas com RGMa utilizam tanto o BMPR-II como o ActR-II para a sinalização BMP-2/4, o que sugere que o RGMa facilita a utilização do ActR-II pelo BMP-2/4[23]

.

A BMP-6 desempenha um papel fundamental no metabolismo do ferro nos hepatócitos, em que a hemojuvelina funciona como um componente de sinalização na via de sinalização da BMP. Nos hepatócitos, a BMP liga-se à hemojuvelina e induz a expressão de hepcidina, que por sua vez diminui a absorção de ferro pelo intestino e a libertação de ferro dos macrófagos[22]. À semelhança das mutações no gene da hepcidina, as mutações no gene da hemojuvelina humana foram identificadas em indivíduos com hemocromatose juvenil (tipo 2A), que se caracteriza pela acumulação de ferro em vários órgãos[22].

A endoglina é uma proteína transmembranar que se exprime nas células endoteliais em proliferação e noutros tipos de células e que se liga a vários ligandos, incluindo o TGF-b1/3, a activina-A e a BMP-2/7[24] . Embora a sua função na sinalização da família TGF-b não tenha sido totalmente determinada, a expressão ectópica da endoglina resulta na inibição das respostas induzidas pelo TGF-b, ao passo que aumenta as respostas induzidas pela BMP-7[25].[25] As mutações no gene humano ENG (que codifica a endoglina) resultam em telangiectasia hemorrágica hereditária (HHT1, também conhecida como doença de Osler_Weber_Rendu) semelhantes às mutações no gene ALK1 (que induzem a HHT2), sugerindo que actuam numa via de sinalização comum[26,27].

Interações ligando-recetor e eventos a jusante

As BMPs iniciam a sinalização a partir da superfície celular quando se ligam e reúnem receptores de serina/treonina quinase do tipo I e do tipo II,[14,15] ambos com subcategorias[17].

Os receptores de BMP são compostos por três partes: um domínio extracelular curto, um domínio único de membrana e um domínio intracelular com a região de serina/treonina ativa[18]. O recetor de tipo II de 75 kDa é o local de ligação primário do ligando e, após a sua ativação, ocorre a fosforilação do recetor de tipo I (50-55 kDa)[14,17].[14,17] Só depois de o recetor de tipo I ser fosforilado é que os sinais do recetor são propagados para os substratos a jusante[09]. Pensa-se que o recetor de tipo II não liga efetivamente o ligando, mas estabiliza o recetor de tipo I (19), ou acelera a ligação do ligando ao recetor de tipo I[20].

Foi proposto que várias vias de sinalização são activadas pela ligação do ligando aos receptores. Recentemente, uma nova família de proteínas, a família Smad, foi identificada como os efectores a jusante do recetor tipo I fosforilado[21-23].

Mais especificamente, as Smads 1 e 5 são fosforiladas nos resíduos de serina do terminal carboxi e depois translocam-se para o núcleo[24] onde interagem com proteínas de ligação ao ADN[25] ou exibem atividade transcricional direta,[26] quer como monómeros quer em associação com a Smad 4.[21]

As Smads específicas são expressas em diferentes fases do ciclo celular e apresentam uma função inibitória ou estimuladora[27].[27] Foi demonstrado que as Smads 6/7 antagonizam e inibem a fosforilação das Smads 1/5 pela BMP-2[28,29]. A ausência de motivos de ligação ao ADN nas Smads não permite a sua associação direta com sequências genómicas. Foi demonstrado que as pequenas proteínas de interação são necessárias para fazer a ponte entre as moléculas e ajudar a mediar a ação das Smads.

Os rastreios genéticos em *Drosophila* revelaram que o gene *schnurri* passa a ser regulado positivamente depois de as BMP se ligarem aos seus receptores, levando à formação de um fator de transcrição ativo semelhante às proteínas de dedo de zinco nos mamíferos[30]. Além disso, a proteína cinase TAK1 foi isolada e demonstrou transduzir sinais a jusante após a ligação das BMP e funcionar como uma proteína cinase activada por mitogénio[31].[31] De um modo geral, as BMPs regulam a função celular a nível transcricional ou superior,[32] aumentando a taxa de transcrição e/ou estabilizando o ARNm.[33] Além disso, o grande número (2.500/célula) de receptores de BMP[6] e a sua variabilidade (16,29) permite a formação de complexos heteroméricos com diferentes potenciais de sinalização[16] capazes de induzir várias cascatas de resposta quando se ligam ao mesmo ligando[29,34].

Outra linha de evidência indica o envolvimento da via Ras/Raf na resposta a jusante às BMPs[35] . De acordo com este modelo, o sinal é transmitido através de Ras para Raf e, subsequentemente, ativa outros factores de transcrição, tais como AP-1 e GATA-2.

A   BMP-2 regula positivamente a expressão do gene Id (inibidor da diferenciação) nas células osteoblásticas e promove a sua expressão fenotípica específica[32]   . A BMP-2 tem um efeito nas interações célula-matriz ao suprimir a expressão da subunidade 3 da integrina ao nível do ARNm[36], sugerindo que a ação da BMP pode, em parte, ser exercida através da alteração da adesão das células à matriz extracelular (ECM), da migração e da diferenciação celulares modificadas[37,38].[37,38] Noutro relatório, a expressão da caderina nos osteoblastos não foi afetada pela BMP-2, sugerindo que esta última não desempenha um papel nas interações célula-célula[39].

A família dos genes Hedgehog (*Sonic hedgehog, (Shh), Desert hedgehog, (Dhh) e Indian hedgehog, (Ihh)*) apresenta uma correlação notável com a expressão dos genes BMP no embrião do rato[40] e actua como possíveis moduladores da expressão das BMP[41]. Além disso, factores de crescimento como o TGF-1β exercem uma regulação negativa sobre as BMP-2 ao nível da transcrição[42] e os receptores do ácido retinóico também afectam a expressão das BMP[43].[43] Noggin, chordin, cerberus, dan e gremlin são algumas das moléculas que se descobriu recentemente que regulam a expressão das BMP e modulam o seu papel na indução de várias respostas biológicas[44]. Várias proteínas de ligação às BMP (lipovitelina 1, Ep45)[45] e moléculas antagonistas (noggin)[46] afectam e controlam a presença de factores de crescimento, definindo assim vários gradientes de concentração, que demonstraram desempenhar um papel na citodiferenciação.

Existem vários relatórios sobre a ação associada das BMPs e da noggin [47,48], sugerindo que os factores de transcrição da família *fos* são alvos a jusante da regulação do cálcio relacionada com a noggin[47]. Estes produtos de transcrição, por sua vez, limitam a ação estimuladora das BMPs nos osteoblastos, actuando assim como reguladores autócrinos[49].

Em suma, a variedade de receptores de BMP e as numerosas vias que regulam, juntamente com o facto de as BMP existirem sob a forma de homodímeros, sugerem que podem evocar efeitos líquidos sinérgicos, negativos ou aditivos. Este facto chama a atenção para a complexidade da cascata de sinalização e para a variabilidade das respostas a jusante à sinalização dos receptores de BMP.

Sinalização intracelular dos receptores BMP através da via de sinalização SMAD

As Smads são os principais transdutores de sinal para os receptores da família TGF-b.[9,10] As cinases dos receptores do tipo I, activadas pelas cinases dos receptores do tipo II, fosforilam as R-Smads. As R-Smads formam então um complexo com a parceira comum Smad (co-Smad) e translocam-se para o núcleo (Fig. 1B).

Os complexos oligoméricos Smad regulam a transcrição de genes-alvo através da interação com vários factores de transcrição e coactivadores ou corepressores da transcrição. As Smads inibitórias (I-Smads) regulam negativamente a ação das R-Smads e/ou das co-Smads.

Foram identificadas oito Smads diferentes nos mamíferos (Fig. 3A). As Smad1, Smad5 e Smad8 são as R-Smads das vias de sinalização BMP (R-Smads específicas de BMP) e as Smad2 e Smad3 são as das vias de sinalização TGFb/activina (R-Smads específicas de TGF-b/activina).

As Smad1, Smad5 e Smad8 são estruturalmente muito semelhantes entre si e as diferenças funcionais entre elas são largamente desconhecidas. A Smad4 é a única co-Smad nos mamíferos, partilhada pelas vias de sinalização BMP e TGF-b/activina. Smad6 e Smad7 são I-Smads.

A especificidade da ativação das R-Smads pelos ligandos da família TGF-b não é tão rigorosa como se pensava anteriormente; as Smad1 e Smad5 são activadas pelo TGF-b nas células endoteliais e em algumas outras células através da ativação de ALK-1 e ALK-2[19,71]. Da mesma forma, foi demonstrado que os receptores BMP fosforilam a Smad2 em certos tipos de células[73].

Estruturas das Smads :

As Smads têm regiões N- e C-terminais altamente conservadas, conhecidas como domínios Mad homology (MH) 1 e MH2, respetivamente, que estão ligadas por uma região de ligação com uma estrutura altamente variável (Fig. 3A). Os domínios MH2 estão presentes em todos os três tipos de Smads, enquanto os domínios MH1 são conservados apenas em R-Smads e co-Smads. As regiões N-terminais das I-Smads são altamente divergentes das das outras Smads. As R-Smads têm uma sequência Ser-Ser-X-Ser caraterística (motivo SSXS) nas extremidades C-terminais, que é fosforilada pelos receptores de tipo I.

O domínio MH2 é responsável pela interação com receptores, pela formação de oligómeros com outras Smads, pela interação com várias proteínas de ligação ao ADN e pela ativação transcricional. Na ausência de ativação dos receptores, os domínios MH2 e MH1 ligam-se fisicamente um ao outro e suprimem a função um do outro. Após a fosforilação do motivo SSXS pelos receptores de tipo I, esta interação é abolida e as R-Smads são activadas, formando um complexo de oligómeros (Fig. 3B).[74] A ansa L3, uma região composta por 17 aminoácidos, sobressai da superfície da molécula e interage com a ansa L45 dos receptores de tipo I (Fig.   2B). [75] As sequências de aminoácidos da alça L3 são conservadas nas R-Smads específicas de BMP e nas R-Smads específicas de TGF-b/activina, mas divergem entre estes dois grupos.

Os domínios MH1 são responsáveis pela ligação ao ADN, pela interação com determinadas proteínas de ligação ao ADN, pela translocação nuclear e pela repressão da função dos domínios MH2. A   ligação direta das Smads ao ADN ocorre através da alça b-hairpin, uma região composta por 11 aminoácidos, que sobressai da superfície da molécula (Fig. 3C)[76] . A estrutura da alça b-hairpin é conservada nas R-Smads e co-Smad dos mamíferos, e as Smad4 e Smad3 ligam-se aos elementos caraterísticos de ligação às Smad (SBEs; sequência AGAC ou GTCT) através deste domínio.

As regiões de ligação das R-Smads específicas de BMP contêm motivos fosforilados por proteínas quinases activadas por mitogénio (MAP) (Fig. 3A) e por glicogénio sintase quinase (GSK) 3, e a fosforilação destes motivos acelera a degradação das R-Smads através da via ubiquitina-proteassoma (ver infra). Um motivo PY, que contém a sequência PPXY, encontra-se em todas as Smads, exceto na Smad4 e na Smad8, e é responsável pela interação com proteínas que contêm domínios WW, incluindo ligases de ubiquitina do tipo HECT.

Figura 15: Estrutura das Smads

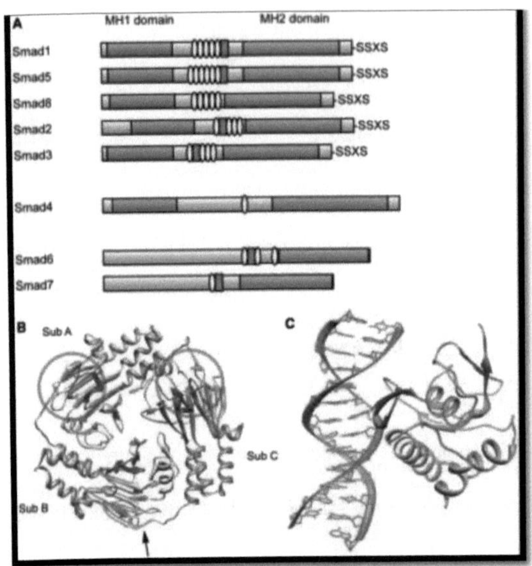

(A) Comparação das estruturas de R-Smad, co-Smad e I-Smad. Os círculos na região de ligação indicam o motivo PXS/TP (ou S/TP) potencialmente fosforilado pelas MAP quinases, e o quadrado indica o motivo PY. (B) Homo-trimer do domínio MH2 de Smad1 (entrada 1KHU do Protein Data Bank). Cada subunidade (Sub A_C) representa um domínio MH2. As regiões onde os motivos SSXS C-terminais (amarelos) interagem com as regiões da ansa L3 das moléculas vizinhas (vermelhas) estão assinaladas com um círculo. A cauda C-terminal da subunidade C (seta) não é capaz de interagir com a ansa L3 da subunidade B. (C) O domínio MH1 do complexo Smad3 e ADN (entrada 1MHD do Protein Data Bank). O domínio MH1 é representado por uma fita (cor de laranja). A ansa de 11 resíduos de b-hairpin altamente conservada (azul) reconhece o sulco principal do ADN (verde) de uma forma específica da sequência.

Sinalização Smad do citoplasma para o núcleo

As R-Smads são ancoradas na membrana celular através da interação com várias proteínas citoplasmáticas (Fig. 1B). O SARA apresenta a Smad2/3 aos receptores de tipo I e facilita a sua ativação. O SARA não se liga às R-Smads específicas das BMP, mas a endofina interage com a Smad1 e aumenta a sinalização das BMP[77] . Além disso, foi demonstrado que o CD44, um recetor para o hialuronano, interage com a Smad1 nos condrócitos e apresenta a Smad1 aos receptores BMP para ativação[78].

Os receptores de tipo I fosforilam as R-Smads através de uma interação física. A interação é determinada pela alça L45 dos receptores de tipo I e pela alça L3 dos domínios MH2 das R-Smads (Fig. 2B)[75] . Para além da alça L3, a a-hélice H1 no domínio MH2 também é necessária para a interação das R-Smads específicas das BMP com os receptores de tipo I do grupo ALK-1[79].[79] As R-Smads formam então complexos com co-Smads através dos seus domínios MH2, presumivelmente compostos por duas moléculas de R-Smads e uma molécula de co-Smad (Fig. 3B).[80,81]

Figura. 16 : Modos de ação das I-Smads na membrana, no citoplasma e no núcleo.

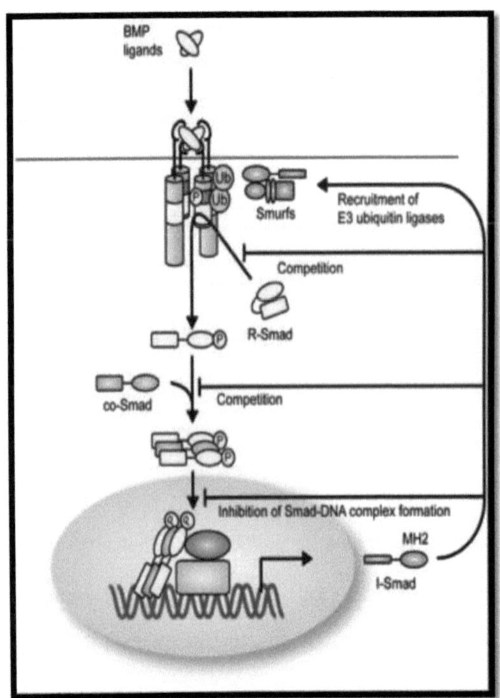

Fig. 4 Modos de ação das I-Smads na membrana, no citoplasma e no núcleo. A estimulação do ligando ativa a via de sinalização Smad e induz a expressão de I-Smads. As I-Smads interagem com os receptores de tipo I e competem com as R-Smads pela ligação aos receptores. As I-Smads também recrutam E3 ubiquitina ligases, por exemplo, Smurf1 e 2, levando à degradação das proteínas dos receptores pelo ubiquitina-proteassoma

via. As I-Smads interagem com as R-Smads e competem com as co-Smads pela formação de complexos. As I-Smads também actuam no núcleo e inibem a sinalização Smad, por exemplo, através da inibição da formação do complexo Smad_DNA

Função das Smads no núcleo

No núcleo, as Smads regulam a transcrição de genes-alvo através da ligação direta ao ADN, da interação com outras proteínas de ligação ao ADN e do recrutamento de coactivadores e/ou corepressores da transcrição (Fig. 1B). Para além da sequência GTCT/AGAC caraterística específica das Smad3 e Smad4, as R-Smads específicas das BMP ligam-se a sequências ricas em GC (motivo GCCGnCGC) que se encontram na região promotora da Smad6 (82). As R-Smads específicas das BMP também se ligam a outras sequências ricas em GC, por exemplo, a sequência (T)GGCGCC em Bambi, Vent2, Smad7 e hepcidina[83,84]. No promotor do gene Id1, tanto as SBEs como as caixas ricas em GC são importantes para uma ativação transcricional eficiente[85].

As Smads interagem com várias proteínas de ligação ao ADN, o que é fundamental para a exposição dos efeitos específicos das proteínas da família TGF-b em diferentes tipos de células (86). Muitas proteínas de ligação ao ADN, incluindo Runx, Schnurri, Menin, OAZ, MAN-1, MyoD, Vent2, Hoxc-8 e Msx1, interagem com as R-Smads específicas das BMP[87] .

Runx é uma família de factores de transcrição que regulam vários eventos biológicos, incluindo a hematopoiese e a osteogénese[88] . Três isoformas de Runx em mamíferos, Runx1 a 3, interagem com R-Smads. A haploinsuficiência do gene RUNX2 em humanos é responsável pelo desenvolvimento da displasia cleidocraniana, uma doença óssea autossómica dominante. As R-Smads específicas das BMP interagem fisicamente com Runx2 após ativação por receptores BMP[89] e activam em cooperação a transcrição de genes-alvo, levando à indução da diferenciação dos osteoblastos.

A Schnurri da drosófila foi originalmente identificada como um fator de transcrição do tipo dedo de zinco que interage com o complexo R-Smad/co-Smad da drosófila[7] . Nos mamíferos, foram identificados três homólogos da Schnurri,

Schnurri-1 a 3, que regulam vários processos biológicos, alguns dos quais dependentes das Smads. O Schnurri-2 transloca-se para o núcleo após estimulação com BMP-2 e, através da interação com Smad1/4 e C/EBPa, induz a expressão de PPARg2, um fator de transcrição fundamental para a diferenciação dos adipócitos.[90] Na via de sinalização do TGF-b, o Schnurri-2 induz a translocação nuclear do CLIC4 (canal intracelular de cloreto 4), levando à proteção do fosfo-Smad2/3 da desfosforilação por fosfatases nucleares[91]. Foi relatado que o Schnurri-3 suprime os níveis de massa óssea adulta através da degradação do Runx2 por meio da ubiquitina ligase E3 WWP1[92].

O p300 e o CBP (proteína de ligação ao CREB) têm domínios de histona acetil transferase (HAT), que aumentam a transcrição dos genes ao afrouxarem a estrutura nucleossómica e ao aumentarem a acessibilidade à maquinaria geral de transcrição. O p300 e o CBP interagem com vários factores de transcrição; interagem com as R-Smads após estimulação com ligandos e aumentam a transcrição dependente das Smads dos genes-alvo (93). GCN5 e P/CAF são coactivadores de transcrição da superfamília GNAT (GCN5-related N-acetyl transferase). Tal como o p300 e o CBP, o GCN5 interage com as R-Smads específicas das BMP e aumenta a atividade de transcrição induzida pelas BMP.

Os corepressores transcricionais, incluindo c-Ski, SnoN e Evi-1, recrutam histona desacetilases (HDACs) para os complexos Smad[93] , induzem a condensação nucleossómica e reprimem a transcrição dos genes alvo. c-Ski e SnoN estão estruturalmente relacionadas entre si e interagem com as Smads, bem como com N-CoR e mSin3A, resultando no recrutamento de HDACs para os complexos Smad. c-Ski e SnoN reprimem a sinalização BMP através da interação com Smad4.[94,95] Evi-1 é um repressor transcricional de dedo de zinco específico da sequência. Evi-1 liga-se a Smad2, Smad3 e Smad1 e reprime a sinalização de TGF-b e BMP[96].

Função das Smads independente do controlo da transcrição

Foi recentemente referido que as R-Smads regulam a transcrição de determinados genes-alvo sem formar complexos com co-Smads[97]. Além disso, as R-Smads desempenham um papel único, independentemente da transcrição dos genes.

Os microRNAs (miRNAs) são pequenos RNAs não codificantes que regulam a síntese de mRNA e proteínas, e a expressão aberrante de miRNA leva à progressão de algumas anomalias e doenças do desenvolvimento. Davis et al.[98] demonstraram que a indução de um fenótipo contrátil nas células do músculo liso vascular por TGF-b e BMPs é mediada pelo miR-21. O miR-21 regula negativamente o PDCD4 (morte celular programada 4), um regulador negativo dos genes contrácteis do músculo liso.

Tanto a BMP como o TGF-b aumentaram a expressão de miR-21 maduro através de um passo de maturação pós-transcricional, promovendo o processamento de transcrições primárias de miR-21 (pri-miR-21) em miR-21 precursor (pre-miR-21) pelo complexo Drosha.

Foi demonstrado que as R-Smads, mas não a Smad4, são recrutadas para o pri-miR-21 através da DEAD-box RNA helicase p68, um componente do complexo Drosha. Assim, as R-Smads são capazes de regular a biogénese do miRNA de forma independente da transcrição.

MUTAÇÕES

Estudos de mutações naturais das BMPs e dos receptores BMP mostraram que as BMPs desempenham papéis importantes em várias doenças hereditárias. Em ratinhos com mutações na orelha curta, o gene BMP-5 foi interrompido. Esta mutação no gene BMP-5 está associada a uma vasta gama de defeitos esqueléticos, incluindo reduções na largura do osso longo e no tamanho de vários processos vertebrais e uma massa corporal global mais baixa (Kingsley et al., 1992; Mikic et al., 1995). Mutações no gene do fator de crescimento/diferenciação-5 (GDF-5, CDMP-1 e BMP-11) resultam em braquipodismo em ratos (Storm et al., 1994) e condrodisplasia em humanos (Thomas et al., 1996; Thomas et al., 1997). Os genes BMP-5 e GDF-5 estão localizados no cromossoma 2 em ratos e no cromossoma 20 em humanos (Storm et al., 1994). Foi demonstrado que o GDF-5 se liga especificamente ao BMPR-IB (Nishitoh et al., 1996) e mutações nulas no gene BMPR-IB causam um fenótipo esquelético semelhante ao observado em ratinhos mutantes do GDF-5 (Yi et al., 2000).

A fibrodisplasia ossificante progressiva (FOP) é uma doença genética extremamente rara e incapacitante, caracterizada por malformações congénitas dos dedos grandes dos pés e por ossificação endocondral heterotópica progressiva em padrões anatómicos previsíveis. A expressão ectópica de BMP-4 foi encontrada em doentes com FOP (Gannon et al., 1997; Xu et al., 2000). A hipertensão pulmonar primária familiar é uma doença autossómica dominante rara que foi mapeada no cromossoma 2q33. As lesões plexiformes monoclonais de células endoteliais em proliferação nas arteríolas pulmonares são o principal fenótipo desta doença. Estas lesões conduzem a uma pressão arterial pulmonar elevada, insuficiência ventricular direita e morte. Após a genotipagem de várias famílias com esta doença, foram encontradas mutações no BMPR-II nestes doentes (Lane et al., 2000; Deng et al., 2000;

Newman et al., 2001). Foram encontradas mutações nos genes GDF-9 e GDF-9b em doentes com falência ovárica prematura e síndrome dos ovários poliquísticos (Takebayashi et al., 2000). A sobre-expressão de BMP-2, 4 e 5 e de BMPR-IA está associada à malignidade do epitélio oral (Jin et al., 2001) e a sobre-expressão de BMP-3 e 2 foi descrita em células de cancro da próstata (Harris et al., 1994).

MUTAÇÕES NULAS DE BMPS, RECEPTORES BMP E SMADS

Para determinar o papel dos ligandos, receptores e proteínas de sinalização das BMP no desenvolvimento embrionário e na vida pós-natal, foram criadas mutações nulas dos ligandos, receptores e genes Smad das BMP e as alterações fenotípicas nestes animais foram amplamente estudadas. Os ratinhos deficientes em BMP-2 c 4 não são viáveis. Os embriões homozigóticos mutantes de BMP-2 morrem entre os dias embrionários 7,5 (E7,5) e 10,5 (E10,5) e apresentam defeitos no desenvolvimento cardíaco, manifestados pelo desenvolvimento anormal do coração na cavidade exocelómica (Zhang e Bradley, 1996). Os embriões mutantes homozigóticos de BMP-4 morrem entre E6.5 e E9.5 e apresentam pouca ou nenhuma diferenciação mesodérmica (Winnier et al., 1995). Os ratinhos deficientes em BMP-7 morrem pouco depois do nascimento devido ao fraco desenvolvimento dos rins. A análise histológica de embriões mutantes em vários estágios de desenvolvimento revela que as células mesenquimais metanéfricas não se diferenciam, resultando em uma ausência virtual de glomérulos nos rins recém-nascidos. Além disso, os ratinhos deficientes em BMP-7 têm defeitos oculares que parecem ter origem na indução do cristalino. Os ratinhos deficientes em BMP-7 apresentam pequenos defeitos no esqueleto (Dudley et al., 1995; Luo et al., 1995). Os ratinhos deficientes em BMP-6 são viáveis e férteis e não apresentam defeitos evidentes nos tecidos que se sabe expressarem o ARNm da BMP-6 (Solloway et al., 1998). A BMP-6 é expressa principalmente na cartilagem hipertrófica. Uma vez que as BMP-2 e 6 são co-expressas neste tecido, a BMP-2 pode compensar funcionalmente a perda de BMP-6 em ratinhos mutantes nulos de BMP-6. Para responder a esta questão, será necessário um knockout condicional do gene BMP-2 na cartilagem com mutação nula de BMP-6.

O fator de crescimento/diferenciação-8 (GDF-8, miostatina) é expresso especificamente no músculo esquelético adulto e em desenvolvimento. Durante as fases iniciais da embriogénese, a expressão do GDF-8 está limitada ao compartimento do miótomo dos somitos em desenvolvimento. Em fases posteriores e em animais adultos, a GDF-8 é expressa em muitos músculos diferentes por todo o corpo. Os ratinhos mutantes nulos de GDF-8 são significativamente maiores do que os ratinhos de tipo selvagem e apresentam um aumento grande e generalizado da massa muscular esquelética (McPherron et al., 1997).

A mutação nula do gene BMPR-IA causa letalidade embrionária em ratinhos. Os animais morrem na E9.5. Os mutantes homozigóticos com defeitos morfológicos são detectados pela primeira vez na E7.5. Não se forma mesoderme nos embriões mutantes, o que sugere que o BMPR-IA é essencial para os eventos indutivos que levam à formação de mesoderme durante a gastrulação (Mishina et al., 1995). Os ratinhos que não possuem BMPR-IB são viáveis e apresentam defeitos no esqueleto apendicular. Em ratinhos deficientes em BMPR-IB, a proliferação de células pré-condrogénicas e a diferenciação de condrócitos na região falangeal estão marcadamente reduzidas. Nos ratinhos mutantes adultos, a articulação interfalângica proximal está ausente e as falanges são substituídas por um único elemento rudimentar, enquanto as falanges distais não são afectadas. Os comprimentos do rádio, da ulna e da tíbia são normais, mas os metacarpos e os metatarsos são reduzidos (Yi et al., 2000).

Os defeitos apendiculares em ratinhos mutantes BMPR-IB assemelham-se aos observados em ratinhos homozigóticos para o alelo nulo   GDF-5bp - j do locus GDF-5. Uma vez que se demonstrou que o GDF-5 desempenha um papel crítico na formação da cartilagem e se liga ao BMPR-IB com elevada afinidade (Gannon et al., 1997), estes resultados sugerem que o BMPR-IB desempenha um papel não redundante na formação da cartilagem in vivo. Os ligandos BMP podem utilizar múltiplos receptores BMP de tipo I para mediar a sua sinalização durante a formação da cartilagem e do osso. Em ratinhos com duplo mutante BMPR-IB e BMP-7, foram observados defeitos graves no esqueleto apendicular nos membros anteriores e posteriores. O cúbito está quase ausente e o rádio está encurtado (Yi et al., 2000). Uma vez que a BMP-7 se liga eficazmente tanto ao BMPR-IB como ao ActR-IA (Alk2) (Macias-Silva et al., 1998), é concebível que o BMPR-IB e o ActR-IA (Alk2) desempenhem papéis sinérgicos ou sobrepostos importantes na formação da cartilagem e do osso in vivo.

Os ratinhos mutantes nulos Smad1 morrem na E10.5 porque não conseguem ligar-se à placenta. Os embriões mutantes Smad1 apresentam um crescimento excessivo do endoderma visceral posterior, bem como do ectoderma extra-embrionário e do mesoderma do córion. O efeito de sobrecrescimento no alantoide em embriões mutantes Smad1 leva a uma redução dramática no tamanho e no padrão deste tecido e, concomitantemente, à incapacidade de formar a conexão umbilical com a placenta (Tremblay et al., 2001). Os ratinhos homozigóticos Smad5 mutantes nulos morrem entre os dias 10,5 e 11,5 de gestação devido a defeitos na angiogénese. Os sacos vitelinos mutantes carecem de vasculatura normal e têm células sanguíneas irregularmente distribuídas. Os embriões mutantes Smad5 têm vasos sanguíneos alargados rodeados por um número reduzido de células lisas vasculares células musculares (Yang et al., 1999). Estes resultados sugerem que a Smad5 pode regular as interações entre o endotélio e o mesênquima durante a angiogénese.

REGULAÇÃO NEGATIVA DA SINALIZAÇÃO BMP

As BMPs são potentes estimuladores da formação óssea e de outras funções celulares. A atividade das BMPs é controlada a diferentes níveis moleculares: (1) uma série de antagonistas das BMPs liga-se aos ligandos das BMPs e inibe as funções das BMPs, (2) Smad6 é membro da família Smad. Liga-se aos receptores BMP de tipo I e impede a ligação e a fosforilação de Smad1 e 5, (3) tob é uma proteína antiproliferativa. Liga-se seletivamente a Smad1 e 5 e inibe a sinalização BMP nos osteoblastos e (4) o fator regulador da ubiquitina Smad 1 (Smurf1) é uma ubiquitina ligase E3. Interage com Smad1 e 5 e medeia a degradação destas proteínas Smad.

As mutações dos antagonistas das BMPs mostraram a importância do controlo da atividade das BMPs num determinado sistema. Por exemplo, o sinfalangismo proximal é uma doença autossómica dominante com anquilose das articulações interfalângicas proximais, fusão dos ossos do carpo e do tarso e surdez condutiva. Estes sintomas são partilhados por outra doença da morfogénese articular, a síndrome das sinostoses múltiplas. Recentemente, foi referido que ambas as doenças eram causadas por mutações heterozigóticas do gene humano noggin. Até à data, foram identificadas sete mutações do gene noggin em famílias não relacionadas afectadas pela morfogénese articular (Gong et al., 1999; Takahashi et al., 2001). A noggin é um polipéptido segregado que se liga e inativa a BMP-2, 4 e 7. As estruturas de co-cristais da noggin e da BMP-7 mostram que a noggin inibe a sinalização das BMP bloqueando as interfaces moleculares dos epítopos de ligação dos receptores BMP de tipo I e II. Os domínios de ligação aos receptores de tipo I e II em cada monómero de BMP-7 interagem com uma secção específica de cada monómero do complexo dimérico de noggin (Groppe et al., 2002), impedindo assim que a BMP-7 se ligue aos receptores de BMP. Esta estrutura cristalina 3D mostra claramente como a noggin inibe especificamente as BMP-2, 4 e 7. Foi recentemente criado um modelo de ratinho transgénico que utiliza o promotor da osteocalcina para conduzir o transgene noggin. Os animais desenvolvem osteoporose. São observadas reduções significativas na densidade mineral óssea, no volume ósseo e nas taxas de formação óssea (Fig. 1) (Devlin et al., 2003; Wu et al., 2003).

FIGURA 17: Sinalização BMP e sua regulação. Os sinais BMP são mediados por receptores BMP de tipo I e II e pelas suas moléculas a jusante Smad1, 5 e 8.

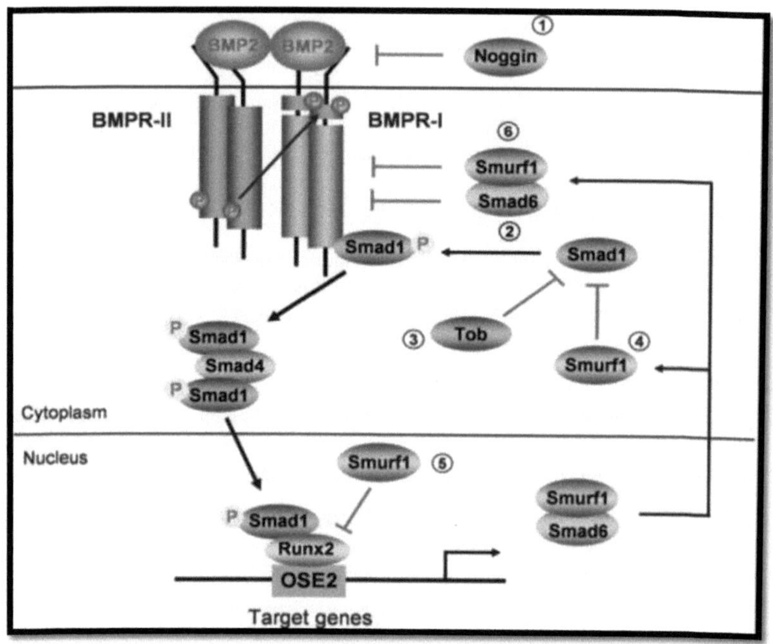

A esclerostose é uma doença osteosclerótica hereditária recessiva causada por mutações na proteína esclerostina. A doença foi inicialmente considerada uma variante da osteopetrose (Truswell, 1958), mas estudos metabólicos subsequentes revelaram que a doença se deve principalmente ao aumento da formação óssea, em vez de

96

defeitos na reabsorção óssea (Stein et al., 1983). Recentemente, descobriu-se que a esclerostina está relacionada em sequência com a família de antagonistas de BMP segregadas, que inclui Noggin, Chordin, Gremlin e Dan. A esclerostina é expressa em osteoblastos e osteócitos e liga-se às BMP-5, 6 e 7 com elevada afinidade. A expressão da esclerostina em células C3H10T1/2 de fibroblastos multipotentes bloqueia a diferenciação dos osteoblastos e a sobre-expressão da esclerostina em osteoblastos sob o controlo do promotor da osteocalcina em ratinhos transgénicos causa osteoporose (Winkler et al., 2003). Em conjunto, estas descobertas fornecem evidências de que a ativação da sinalização BMP endógena pode aumentar a formação óssea, e a regulação da quantidade de atividade BMP na fase pós-natal é necessária para a formação óssea normal.

A Smad6 é outro membro da família Smad que desempenha um papel regulador negativo na sinalização BMP, ligando-se de forma estável aos receptores BMP de tipo I. A Smad6 interfere na fosforilação das proteínas Smad1 e 5 e na subsequente heteromerização com a Smad4 (Fig. 1) (Imamura et al., 1997). A sobre-expressão da Smad6 nos condrócitos causa atrasos na diferenciação e maturação dos condrócitos (Horiki et al., 2004). A expressão de Smad6 é regulada por BMPs. No promotor Smad6 do rato, foram identificadas quatro cópias sobrepostas do motivo semelhante a GCCGnCGC, que é o local de ligação para Smad1 e 5 (Ishida et al., 2000). Estas descobertas estabelecem um mecanismo de regulação de feedback negativo para a sinalização BMP. Os ratinhos knock-in Smad6 demonstram que a expressão de Smad6 está largamente limitada ao coração e aos vasos sanguíneos. Os ratinhos mutantes Smad6 apresentam múltiplas anomalias cardiovasculares. A hiperplasia das válvulas cardíacas e os defeitos de separação do trato de saída indicam que a Smad6 desempenha uma função importante na regulação da transformação da almofada endocárdica. O desenvolvimento da ossificação da aorta e a pressão sanguínea elevada em ratinhos mutantes Smad6 demonstram que a Smad6 também desempenha um papel na homeostasia do sistema cardiovascular adulto (Galvin et al., 2000).

Tob é um membro de uma nova família de proteínas anti-proliferativas que inclui Tob, Tob2, BTG1, BTG2 e BTG3. Tob inibe a transcrição dependente de Smad induzida por BMP em osteoblastos através da sua associação com as proteínas Smad1 e 5 (Yoshida et al., 2000). Em ratinhos knockout para Tob, a sinalização de BMP-2 é reforçada e os efeitos de BMP-2 na proliferação e diferenciação de osteoblastos são aumentados. A formação óssea local induzida por BMP-2 também é aumentada em ratinhos Tob knockout (Usui et al., 2002). O volume ósseo e as taxas de formação óssea estão aumentados em ratinhos adultos Tob knockout
ratinhos (Fig. 1) (Yoshida et al., 2000).

Outro mecanismo regulador importante através do qual a atividade das proteínas de sinalização BMP é modulada envolve a degradação proteasomal mediada pela ubiquitina. A via proteolítica ubiquitina-proteasoma é essencial para vários processos biológicos importantes, incluindo a progressão do ciclo celular, a transcrição de genes e a transdução de sinais (Hershko e Ciechanover, 1998; Weissman, 2001). A formação de conjugados ubiquitina-proteína requer três enzimas que participam numa cascata de reacções de transferência de ubiquitina: a enzima activadora da ubiquitina (E1), a enzima conjugadora da ubiquitina (E2) e a ubiquitina ligase (E3). A especificidade da ubiquitinação das proteínas é determinada pelas E3 ubiquitina ligases, que desempenham um papel crucial na definição da especificidade do substrato e na subsequente degradação das proteínas pelos proteasomas 26S (Hershko, 1983; Ciechanover et al., 2000).

Smurf1 foi identificado pelo ensaio de dois híbridos de levedura pela sua capacidade de interagir com Smad1 e 5 e mediar a degradação destas proteínas Smad

(Fig. 1) (Zhu et al., 1999). Uma vez que o fator de transcrição específico do osso Runx2/Cbfa1 interage com a proteína Smad1 (Hanai et al., 1999), cuja degradação é mediada por Smurf1 (Zhu et al., 1999), examinámos o efeito de Smurf1 na degradação de Runx2 em células C2C12 precursoras de mioblastos/osteoblastos e em células 2T3 precursoras de osteoblastos. Verificámos que Smurf1 medeia a degradação de Runx2 de uma forma dependente do proteassoma da ubiquitina (Fig. 1) (Zhao et al., 2003). A Smurf1 também se liga à Smad6 no núcleo e é exportada com a Smad6 para a membrana plasmática para direcionar a degradação dos receptores BMP de tipo I (Fig. 1) (Murakami et al., 2003). Estes resultados sugerem que a Smurf1 regula a sinalização BMP através da seleção de múltiplas proteínas de sinalização BMP. Para determinar o papel da Smurf1 na formação óssea in vivo, gerámos recentemente ratinhos transgénicos (Col1a1-Smurf1) em que a expressão de um transgene Smurf1 é direcionada para osteoblastos utilizando o promotor de colagénio tipo I murino de 2,3 kb.

Nos ratinhos transgénicos Col1a1-Smurf1, o volume do osso trabecular e as taxas de formação óssea estão diminuídos. A proliferação e diferenciação dos osteoblastos são inibidas nos ratinhos transgénicos Col1a1-Smurf1, sugerindo que os defeitos de formação óssea encontrados nos ratinhos transgénicos Smurf1 se devem principalmente à diminuição da proliferação e diferenciação dos osteoblastos (Fig. 2) (Zhao et al., 2004). Em consonância com estes resultados, estudos recentes demonstram que a formação óssea é melhorada em ratinhos Smurf1 mutantes nulos. A densidade mineral óssea é aumentada em ratinhos Smurf1 mutantes nulos com 4 a 12 meses de idade. O volume ósseo trabecular e as taxas de formação óssea também estão aumentados nestes ratinhos (Yamashita et al., 2003). Estes resultados demonstram que a regulação das proteínas de sinalização BMP também pode desempenhar um papel fisiológico importante na formação óssea in vivo.

<u>APLICAÇÕES CLÍNICAS</u>

As BMP são de enorme interesse como agentes terapêuticos para a cura de fracturas ósseas, a prevenção da osteoporose, o tratamento de defeitos ósseos periodontais e a melhoria da resposta óssea em torno de materiais aloplásticos implantados no osso[3].

A   rhBMP-2 administrada com uma esponja de colagénio absorvível (ACS) tem sido utilizada para o aumento do pavimento do seio maxilar em humanos[167]   . Uma dose de rhBMP-2 que varia entre 1,77 e 3,4 mg por paciente gerou uma média de 8,51 mm de altura óssea vertical em quatro meses, constituindo uma alternativa promissora aos procedimentos tradicionais de enxerto[167]. Resultados semelhantes foram também obtidos no aumento sub-antral de primatas não humanos com 6 mm de ganho ósseo vertical e aumento da densidade que permitiu a colocação de implantes de titânio[168].

O osso regenerado por BMP-2 em tecidos irradiados também oferece o potencial clínico para tratar pacientes que foram submetidos a radioterapia e precisam de reconstrução óssea[169]   .

A regeneração periodontal foi conseguida quando a rhBMP-2 foi aplicada no local do defeito com uma membrana de colagénio ou um gel de colagénio. No entanto, foram obtidos melhores resultados utilizando a membrana de colagénio de dissolução mais lenta, que permitiu a administração do fator de crescimento durante um período de tempo prolongado[170]. O resultado clínico foi uma diminuição da profundidade do local do defeito provocada pela estimulação do crescimento ósseo vertical e pela regeneração da inserção periodontal, desde que seja mantido um espaço adequado[171-175].

O tipo de transportador, o tempo de tratamento e a utilização de uma membrana de barreira são factores críticos que influenciam o resultado terapêutico em casos de regeneração óssea em torno de implantes dentários [157] e demonstraram produzir um tempo de cicatrização acelerado, bem como melhores níveis de contacto osso-implante [175-179]. Além disso, a preservação do rebordo alveolar ou o aumento localizado foram documentados em humanos [180].

Os estudos em animais também sugerem que a rhBMP-2/ACS pode ser um tratamento eficaz para a restauração de defeitos ósseos segmentares [181,182] e pode levar a um aumento do volume do calo,[183] força e rigidez.[184] Foi utilizado um transportador polimérico bioerodível para administrar a rhBMP-2 num grande defeito segmentar que foi estabilizado com placas de aço inoxidável.[185] A estabilização foi necessária devido ao grande tamanho dos animais (ovelhas), mas também poderia ter ajudado a proporcionar um ambiente estável para a formação de pontes ósseas, uma vez que o transportador foi relatado como fragmentando-se facilmente.

Num estudo semelhante em coelhos, verificou-se que um suporte poroso de ácido poli-lático combinado com rhBMP-2 restaurou o osso cortical com elementos da medula num defeito segmentar de vinte milímetros de comprimento[186].   Os defeitos do crânio também foram preenchidos com osso regenerado quando as BMPs foram administradas em combinação com hidroxiapatite,[2,187] um hidrogel de gelatina biodegradável ou uma solução aquosa[188].[188] A fusão da coluna vertebral foi significativamente melhorada quando a rhBMP-2 foi administrada com um enxerto de hidroxiapatite ou um gel de colagénio, e a matriz óssea desmineralizada revelou propriedades biomecânicas melhoradas e um melhor aspeto radiográfico e histológico[189].

Embora a purificação e a caraterização da rhBMP-2 tenham sido descritas na linha celular de ovário de hamster chinês (CHO) [64], tornando as BMP disponíveis em grandes quantidades, o facto de a sua atividade indutora ser dez vezes inferior à das BMP purificadas pode constituir uma limitação para a sua aplicação clínica[190]. As combinações de BMP com outros factores de crescimento ou moléculas biológicas, formando heterodímeros com uma potência vinte vezes superior, em alguns casos[191], à das formas homodiméricas, constituem um futuro promissor no domínio da bioengenharia.

O parâmetro da idade do hospedeiro afecta ainda mais o potencial biológico de muitos factores de crescimento[161] . A capacidade indutora de osso da BMP-2 está diminuída em organismos mais velhos e são necessárias doses mais elevadas para induzir o efeito de formação óssea[192]. A migração reduzida de células mesenquimatosas, níveis mais baixos de agentes anabólicos locais, a redução dos níveis de receptores associada à idade e a vascularização comprometida são alguns dos aspectos a ter em consideração[193-195].[193-195] No futuro, a administração de agentes biológicos que controlam os reguladores das BMPs pode ter significado clínico nos casos em que a ação das BMPs tem de ser interrompida para evitar a ossificação patológica ou perigosa, como após artroplastias totais da anca ou temporomadibulares[44]. A produção de osso autógeno natural em moldes pode permitir uma reconstrução mais eficiente de defeitos e deformidades.

REFERÊNCIAS

1. Aruna D. Regeneração periodontal - Uma avaliação. IJCD 2010; 1(2).

2. Carranza F A, Takei H H. Fundamentação do tratamento periodontal. Em Newman, Takei, Klokkevold, Carranza editores: Clinical Periodontology, ed 10, Misssouri, 2007, Saunders.

3. Francisco M. A regeneração periodontal na prática clínica. Med Oral Patol Oral Cir Bucal 2006;11: 382-92.

4. Rosenberg E, Rose L. Considerações biológicas e clínicas para auto-enxertos e aloenxertos na terapia de regeneração periodontal. Dent Clin North Am 1998; 42:467-490.

5. Nasr H, Aichelmann-Reidy M, Yukna R. Osso e substitutos ósseos. Perio 2000, 1999; 19:74-86.

6. Tezulas E, Dilek O. Decontamination of autogenous bone grafts collected from dental implant sites via osteotomy: a review. Oral Surg Oral Med Oral Pathol Oral Radiol Endod 2006; 106:679-684.

7. Zaner D, Yukna R. Tamanho das partículas dos materiais de enxerto ósseo periodontal. J Periodontol 1984; 55:406-409.

8. Robinson E. Coágulo ósseo para indução óssea. J Periodontol 1969; 40:503-510.

9. Jacobs J, Rosenberg F. Tratamento de um defeito intraósseo utilizando coágulo ósseo de um toro lingual. Compend Contin Educ Dent 1984; 5:57-63.

10. Rivault A, Toto P, Levy S, Gargiulo A. Enxertos ósseos autógenos: coágulo ósseo e procedimentos retrógrados ósseos em primatas. J Periodontol 1971; 42:787-796.

11. Diem C, Bowers G, Moffitt W. Bone blending: uma técnica de implantação óssea. J Periodontol 1972; 43:295-297.

12. Rosen P, Reynolds M, Bowers G. O tratamento de defeitos intra-ósseos com enxertos ósseos. Perio 2000 2010; 22:88-103.

13. Marx R. Aplicação clínica da biologia óssea na reconstrução mandibular e maxilar. Clin Plast Surg 1994; 21:377-392.

14. Kim C, Choi S, Cho K, Chai J, Wikesjo U, Kim C. Cicatrização periodontal em defeitos intra-ósseos de uma parede em cães após a implantação de osso autógeno ou de um biomaterial derivado de coral. J Clin Periodontol 2005; 32:583-589.

15. Mellonig J. Aloenxerto ósseo calcificado liofilizado como material de implante em defeitos periodontais humanos. Int J Periodontics Restorative Dent 1984; 4: 40-55.

16. Reynolds M, Aichelmann-Reidy M, Branch-Mays G. Regeneração do tecido periodontal: enxertos de substituição óssea. Dent Clin North Am 2010; 54: 55-71.

17. Ashman A. A utilização de materiais ósseos sintéticos em medicina dentária. Compêndio 1992; 13(11):1020; 1022, 1024-1026.

18. Van Dijk L, Schakenraad J, van der Voort H, Herkstroter F, Busscher H. Cell-seeding of periodontal ligament fibroblasts. Uma nova técnica para criar novas ligações. Um estudo piloto. J Clin Periodontol 1991;18: 196-99.

19. Lang H, Schuler N, Nolden R. Formação de aderências após reimplantação de células cultivadas em defeitos periodontais - um estudo em minipigs. J Dent Res 1998; 77: 393-405.

20. Kawaguchi H, HirachiA, Hasegawa N et al Melhoria da regeneração dos tecidos periodontais através do transplante de células estaminais mesenquimais da medula óssea. J Periodontol 2004; 75: 1281-87.

21. Sonoyama W, Liu Y, Fand D, et al. Regeneração funcional de dentes mediada por células estaminais mesenquimais em suínos. PLoS ONE. 2006; 1: e79.

22. Zwaka T. Utilização de células estaminais geneticamente modificadas em terapias genéticas experimentais. In: Medicina regenerativa. Institutos Nacionais de Saúde. Bethesda: Departamento de Saúde e Serviços Humanos. 2006; 45-52.

23. Jin Q, Anusaksathien O, Webb S et al. Gene therapy of bone morphogenetic protein for periodontal tissue engineering (Terapia genética da proteína morfogenética óssea para engenharia de tecidos periodontais). J Periodontol 2003; 74(2): 202-13.

24. Bonadio J, Smiley E, Patil P, etal. Localised direct plasmid gene delivery in vivo: prolonged therapy results in reproducible tissue regeneration. Nat Med 1999;5(7):753-59.

25. Edwards P, Ruggiero S, Fantasia J et al. Sonic hedgehog gene-enhanced tissue engineering for bone regeneration. Gene Ther 2005; 12(1): 75-86.

26. Nakahara T, Nakamura T, Kobayashi E, Kuremoto K, Matsuno T, Tabata Y et al. Engenharia de tecidos in situ de tecidos periodontais por sementeira com células derivadas do ligamento periodontal. J Tissue Eng 2004; 10: 537-44.

27. Seo B, Miura M, Gronthos S, Bartold P, Batouli S, Brahim J et al. Investigação de células estaminais pós-natais multipotentes do ligamento periodontal humano. Lancet 2004; 364: 149-55.

28. Yamamiya K, Okuda K, Kawase T, Hata K, Wolff F, Yoshie H. Periósteo cultivado em engenharia de tecidos utilizado com plasma rico em plaquetas e hidroxiapatite no tratamento de defeitos ósseos humanos. J Periodontol 2008; 79: 811-8.

29. Okuda K, Momose M, Murata M, Saito Y, lnoie M, Shinohara C et al. Tratamento da gengivite descamativa crónica utilizando folhas epiteliais gengivais humanas cultivadas em engenharia de tecidos: Um relato de caso. Int J Periodontics Restorative Dent 2004;24:119-25

30. Mohammadi M, Shokrgozar M, Mofid R. Cultura de fibroblastos gengivais humanos num suporte biodegradável e avaliação do seu efeito na gengiva aderente: Um estudo piloto aleatório e controlado. J Periodontol 2007; 78: 1897-903.

31. Pittenger F, Mackay M, Beck C, Jaiswal K, Douglas R, Mosca D et al. Multilineage potential of adult human mesenchymal stem cells. Science 1999;284:143-7.

32. Olson D, Abukawa H, Vacanti J. Scaffold beta-TCP impresso tridimensionalmente para engenharia de tecido ósseo (resumo). Apresentado na

reunião anual da associação americana de cirurgiões orais e maxilofaciais de 2004. San Fransisco (CA): 29 de setembro a 2 de outubro de 2004.

33. Abukawa H, Papadaki M, Abulikemu M, Leaf J, Vacanti J, Kaban L et al. A engenharia de tecidos craniofaciais em laboratório: Uma revisão dos biomateriais para estruturas de suporte e revestimentos de implantes. Dent Clin North Am 2006; 50:205-16.

34. Nakahara T. Uma revisão dos novos desenvolvimentos na terapia de engenharia de tecidos para a periodontite. In; Godoy FG, editor. Tissue engineering Dent Clin North Am 2006; 50. Philadelphia: Saunders.

35. Nikkhah M, Edalat F, Manoucheri S, Khademhosseni A. Engenharia de topografias em microescala para controlar a interface célula-substrato. Biomaterials 2012; 33: 5230-46.

36. Schwarz S, Gardel L. United we stand: integrando o citoesqueleto de actina e as adesões célula-matriz na mecanotransdução celular. J Cell Sci 2012; 125: 3051-60.

37. Giannobile W. Comité de Investigação, Ciência e Terapia da Academia Americana de Periodontologia. The Potential Role of Growth and Differentiation Factors in Periodontal Regeneration (O Papel Potencial dos Factores de Crescimento e Diferenciação na Regeneração Periodontal). J Periodontol, 1996; 67: 545-553.

38. Senn N (1889). "Sobre a cura de cavidades ósseas assépticas por implantação de osso descalcificado antissético". Jornal Americano de Ciências Médicas 98 (3): 219–243.doi:10.1097/00000441-188909000-00001.

39. Lacroix P (1945). "Investigação recente sobre o crescimento do osso". Natureza 156 (3967): 576.doi:10.1038/156576a0.

40. Urist MR (novembro de 1965). "Osso: formação por autoindução". Ciência 150 (3698): 893–899.doi:10.1126/science.150.3698.893. PMID 5319761.

41. Urist MR, Strates, Basil S. (1971). "Proteína morfogenética óssea". Jornal de Investigação Dentária 1971 50 (6): 1392–1406. doi:10.1177/00220345710500060601.

42. Reddi AH, Huggins C (1972). "Sequências bioquímicas na transformação de fibroblastos normais em ratos adolescentes". Proc. Natl. Acad. Sci. U.S.A. 69 (6): 1601–5.doi:10.1073/pnas.69.6.1601. PMC 426757. PMID 4504376.

43. Sampath TK, Reddi AH (dezembro de 1981). "Extração dissociativa e reconstituição de componentes da matriz extracelular envolvidos na diferenciação óssea local". Actas da Academia Nacional de Ciências dos Estados Unidos da América 78 (12): 7599–7603.doi:10.1073/pnas.78.12.7599. PMC 349316. PMID 6950401.

44. Sampath TK, Muthukumaran N, Reddi AH (outubro de 1987). "Isolamento da osteogenina, uma proteína indutora de osso associada à matriz extracelular, por cromatografia de afinidade com heparina". Proceedings of the National Academy of Sciences of the United States of America 84 (20): 7109-7113. doi:10.1073/pnas.84.20.7109. PMC 299239.PMID 3478684.

45. Luyten FP, Cunningham NS, Ma S, Muthukumaran N, Hammonds RG, Nevins WB, Woods WI, Reddi AH (agosto de 1989). "Purificação e sequência parcial de aminoácidos da osteogenina, uma proteína que inicia a diferenciação óssea". The Journal of Biological Chemistry264 (23): 13377-13380. PMID 2547759.

46. Wozney JM, Rosen V, Celeste AJ, Mitsock LM, Whitters MJ, Kriz RW, Hewick RM, Wang EA (Dez 1988). "Novos reguladores da formação óssea: clones e actividades moleculares".Science 242 (4885): 1528–1534. doi:10.1126/science.3201241. PMID 3201241.

47. Urist MR (1965). Bone: Formation by autoinduction (Osso: Formação por autoindução). *Ciência*, 150:893-899.

48. Constam DB & Robertson EJ (1999). Regulation of bone morphogenetic protein activity by prodomains and proprotein convertases. *Journal of Cell Biology*, 144: 139-149.

49. Wozney JM, Rosen V, Celeste AJ et al. (1988). Novos reguladores da formação óssea: clones e actividades moleculares. *Science*, 242: 1528- 1534.

50. Carrington JL, Reddi AH (1991) Parallels between development of embryonic and matrix-induced endochondral bone. Bioessays 13, 403-408

51. Hall BK (1991) Cellular interactions during cartilage and bone development [ver comentários]. J Craniofac Genet Dev Biol 11, 238-250

52. Hall BK, Miyake T (1992) The membranous skeleton: the role of cell condensations in vertebrate skeletogenesis. Anat Embryol (Berl) 186, 107-124

53. Hall BK, Miyake T (1995) Divide, accumulate, differentiate: cell condensation in skeletal development revisited. Int J Dev Biol 39, 881-893

54. Hall BK, Ekanayake S (1991) Effects of growth factors on the differentiation of neural crest cells and neural crest cell-derivatives. Int J Dev Biol 35, 367- 387

55. Hall BK (1990) Evolutionary issues in craniofacial biology (Questões evolutivas na biologia craniofacial). Cleft Palate J 27, 95-100

56. Carrington JL, Chen P, Yanagishita M, Reddi AH (1991) Osteogenin (bone morphogenetic protein-3) stimulates cartilage formation by chick limb bud cells in vitro. Dev Biol 146, 406-415

57. Boden SD, Hair G, Titus L, Racine M, McCuaig K, Wozney JM, Nanes MS (1997) Glucocorticoidinduced differentiation of fetal rat calvarial osteoblasts is mediated by bone morphogenetic protein-6. Endocrinologia 138, 2820-2828

58. Langille RM (1994) Análise in vitro da organização espacial das regiões condrogénicas do mesênquima mandibular das aves. Dev Dyn 201, 55-62

59. Katoh R, Urist MR (1993) Surface adhesion and attachment factors in bone morphogenetic proteininduced chondrogenesis in vitro. Clin Orthop295-304

60. Rosen V, Nove J, Song JJ, Thies RS, Cox K, Wozney JM (1994) A capacidade de resposta das linhas celulares clonais de botões de membros à proteína morfogenética óssea 2 revela uma relação sequencial entre os fenótipos das células da cartilagem e do osso. J Bone Miner Res 9, 1759-1768

61. Nissinen L, Pirila L, Heino J (1997) Bone morphogenetic protein-2 is a regulator of cell adhesion. Exp Cell Res 230, 377-385

62. Wozney JM (1992) The bone morphogenetic protein family and osteogenesis. Mol Reprod Dev 32, 160-167

63. Reddi AH, Cunningham NS (1993) Iniciação e promoção da diferenciação óssea pelas proteínas morfogenéticas ósseas. J Bone Miner Res 8 Suppl 2, S499-S502

64. Reddi AH (1994) Bone and cartilage differentiation (Diferenciação do osso e da cartilagem). Curr Opin Genet Dev 4, 737-744

65. Wang EA, Rosen V, D'Alessandro JS, Bauduy M, Cordes P, Harada T, Israel DI, Hewick RM, Kerns KM, LaPan P, et a (1990) Recombinant human bone morphogenetic protein induces bone formation. Proc Natl Acad Sci USA 87, 2220-2224

66. Vukicevic S, Luyten FP, Reddi AH (1989) Estimulação da expressão de fenótipos osteogénicos e condrogénicos in vitro pela osteogenina. Proc Natl Acad Sci USA 86, 8793-8797

67. Lyons KM, Pelton RW, Hogan BL (1990) Organogénese e formação de padrões no rato: Os padrões de distribuição de ARN sugerem um papel para a proteína morfogenética óssea-2A (BMP-2A). Desenvolvimento 109, 833-844

68. Ahrens M, Ankenbauer T, Schroder D, Hollnagel A, Mayer H, Gross G (1993) A expressão de proteínas morfogenéticas ósseas humanas-2 ou -4 em células progenitoras mesenquimais murinas C3H10T1/2 induz a diferenciação

69. em linhagens distintas de células mesenquimatosas. DNA Cell Biol 12, 871-880 Volek-Smith H, Urist MR (1996) Recombinant human bone morphogenetic protein (rhBMP) induced heterotopic bone development in vivo and in vitro. Proc Soc Exp Biol Med 211, 265-272

70. Gross RE, Mehler MF, Mabie PC, Zang Z, Santschi L, Kessler JA (1996) Bone morphogenetic proteins promote astroglial lineage commitment by mammalian subventricular zone progenitor cells. Neurónio 17, 595-606

71. Rickard DJ, Sullivan TA, Shenker BJ, Leboy PS, Kazhdan I (1994) Indução de uma diferenciação rápida de osteoblas em culturas de células estromais da medula óssea de ratos por dexametasona e BMP-2. Dev Biol 161, 218-228

72. Becerra J, Andrades JA, Ertl DC, Sorgente N, Nimni ME (1996) A matriz óssea desmineralizada medeia a diferenciação de células estromais da medula óssea in vitro: efeito da idade do dador de células. J Bone Miner Res 11, 1703-1714

73. Wang EA, Israel DI, Kelly S, Luxenberg DP (1993) A proteína morfogenética óssea-2 causa compromisso e diferenciação nas células C3H10T1/2 e 3T3. Factores de crescimento 9, 57-71

74. Valcourt U, Ronziere MC, Winkler P, Rosen V, Herbage D, Mallein-Gerin F (1999) Different effects of bone morphogenetic proteins 2, 4, 12, and 13 on the expression of cartilage and bone markers in the MC615 chondrocyte cell line. Exp Cell Res 251, 264- 274

75. Thies RS, Bauduy M, Ashton BA, Kurtzberg L, Wozney JM, Rosen V (1992) Recombinant human bone morphogenetic protein-2 induces osteoblastic differentiation in W-20-17 stromal cells. Endocrinologia 130, 1318-1324

76. Hall BK (1970) Cellular differentiation in skeletal tissues (Diferenciação celular nos tecidos esqueléticos). Biol Rev Camb Philos Soc 45, 455-484

77. Boyan BD, Caplan AI, Heckman JD, Lennon DP, Ehler W, Schwartz Z (1999) Osteochondral progenitor cells in acute and chronic canine nonunions. J Orthop Res 17, 246-255

78. Stutzmann JJ, Petrovic AG (1982) Bone cell histogenesis: the skeletoblast as a stem-cell for preosteoblasts and for secondary-type prechondroblasts. Prog Clin Biol Res 101, 29-43

79. Petrovic AG (1982) Postnatal growth of bone: a perspective of current trends, new approaches, and innovations (Crescimento ósseo pós-natal: uma perspetiva

das tendências actuais, novas abordagens e inovações). Prog Clin Biol Res 101, 297-331

80. Petrovic AG (1972) Mechanisms and regulation of mandibular condylar growth (Mecanismos e regulação do crescimento do côndilo mandibular). Ata Morphol Neerl Scand 10, 25-34

81. Langille RM (1994) Chondrogenic differentiation in cultures of embryonic rat mesenchyme. MicroscRes Tech 28, 455-469

82. Lyons KM, Pelton RW, Hogan BL (1989) Patterns of expression of murine Vgr-1 and BMP-2a RNA suggest that transforming growth fator-beta-like genes coordinately regulate aspects of embryonic development. Genes Dev 3, 1657-166

83. Hiraki Y, Inoue H, Shigeno C, Sanma Y, Bentz H, Rosen DM, Asada A, Suzuki F (1991) Bone morphogenetic proteins (BMP-2 and BMP-3) promote growth and expression of the differentiated phenotype of rabbit chondrocytes and osteoblastic MC3T3-E1 cells in vitro. J Bone Miner Res 6, 1373-1385

84. Chen TL, Bates RL, Dudley A, Hammonds RGJ, Amento EP (1991) Bone morphogenetic protein-2b stimulation of growth and osteogenic phenotypes in rat osteoblast-like cells: comparison with TGF-beta J Bone Miner Res 6, 1387-1393

85. Yamaguchi A, Katagiri T, Ikeda T, Wozney JM, Rosen V, Wang EA, Kahn AJ, Suda T, Yoshiki S (1991) Recombinant human bone morphogenetic protein-2 stimulates osteoblastic maturation an inhibits myogenic differentiation in vitro. J Cell68 Biol 113, 681-687

86. Chen P, Carrington JL, Hammonds RG, Reddi AH (1991) Stimulation of chondrogenesis in limb bud mesoderm cells by recombinant human bone morphogenetic protein 2B (BMP-2B) and modulation by transforming growth fator beta 1 and beta 2. Exp Cell Res 195, 509-515

87. Iwasaki M, Nakahara H, Nakase T, Kimura T, Takaoka K, Caplan AI, Ono K (1994) Bone morphogenetic protein 2 stimulates osteogenesis but does not affect chondrogenesis in osteochondrogenic differentiation of periosteumderived cells. J Bone Miner Res 9, 1195-1204

88. Raval P, Hsu HH, Schneider DJ, Sarras MPJ, Masuhara K, Bonewald LF, Anderson HC (1996) Expressão de proteínas morfogenéticas ósseas por células osteoindutoras e não osteoindutoras de osteossarcoma humano. J Dent Res 75, 1518-1523

89. Puleo DA (1997) Dependence of mesenchymal cell responses on duration of exposure to bone morphogenetic protein-2 in vitro. J Cell Physiol 173, 93-101

90. Sweeney TM, Opperman LA, Persing JA, Ogle RC (1995) Reparação de defeitos de tamanho crítico na calvária de ratos utilizando géis de proteínas da matriz extracelular. J Neurosurg 83, 710-715

91. Kuboki Y, Saito T, Murata M, Takita H, Mizuno M, Inoue M, Nagai N, Poole AR (1995) Dois portadores distintos de BMP induzem a condrogénese zonal e a ossificação membranosa, respetivamente; factores geométricos das matrizes para a diferenciação celular. Connect Tissue Res 32, 219-226

92. Sasano Y, Mizoguchi I, Takahashi I, Kagayama M Saito T, Kuboki Y (1997) As BMPs induzem a ossificação endocondral em ratos quando implantadas

ectopicamente num suporte feito de membrana de vidro fibroso. Anat Rec 247, 472-478

93. Yoshida K, Bessho K, Fujimura K, Kusumoto K, Ogawa Y, Tani Y, Iizuka T (1998) Capacidade de osteoindução da proteína morfogenética óssea humana recombinante-2 em locais intramusculares e subcutâneos: um estudo experimental. J Craniomaxillofac Surg 26, 112-115

94. Zanetti NC, Solursh M (1984) Induction of chondrogenesis in limb mesenchymal cultures by disruption of the actin cytoskeleton. J Cell Biol 99, 115-123

95. Aikawa T, Shirasuna K, Iwamoto M, Watatani K, Nakamura T, Okura M, Yoshioka H, Matsuya T (1996) Estabelecimento de uma linha de células condrogénicas que respondem à proteína morfogenética óssea 2. J Bone Miner Res 11, 544-553

96. Kato Y, Iwamoto M, Koike T, Suzuki F, Takano Y (1988) Terminal differentiation and calcification in rabbit chondrocyte cultures grown in centrifuge tubes: regulation by transforming growth fator beta and serum factors. Proc Natl Acad Sci USA 85, 9552-9556

97. Wu LN, Sauer GR, Genge BR, Wuthier RE (1989) Indução da deposição de minerais por culturas primárias de condrócitos da placa de crescimento de galinha em meios contendo ascorbato. Evidência de uma associação entre vesículas da matriz e colagénio. J Biol Chem 264, 21346-21355

98. Shukunami C, Ohta Y, Sakuda M, Hiraki Y (1998) Progressão sequencial do programa de diferenciação pela proteína morfogenética óssea-2 na linha celular condrogénica ATDC5. Exp Cell Res 241, 1-11

99. Schwartz Z, Sylvia VL, Liu Y, Dean DD, Boyan BD (1998) Treatment of resting zone chondrocytes with bone morphogenetic protein-2 induces maturation into a phenotype characteristic of growth zone chondrocytes by downregulating responsiveness to 24,25(OH)2D3 and upregulating responsiveness to 1,25-(OH)2D3. Endócrino 9, 273-280

100. Kawai M, Hattori H, Yasue K, Mizutani H, Ueda M, Kaneda T, Hoshino T (1994) Desenvolvimento da medula óssea hemopoiética no interior do osso ectópico induzido pela proteína morfogenética óssea. Células Sanguíneas 20, 191-191

101. Kusumoto K, Bessho K, Fujimura K, Konishi Y, Ogawa Y, Iizuka T (1995) Estudo comparativo da medula óssea induzida por BMP purificada e BMP-2 humana recombinante. Biochem Biophys Res Commun 215, 205-211

102. Knutsen R, Wergedal JE, Sampath TK, Baylink DJ, Mohan S (1993) Osteogenic protein-1 stimulates proliferation and differentiation of human bone cells in vitro. Biochem Biophys Res Commun 194, 1352-1358

103. Maiti SK, Singh GR (1998) Bone morphogenetic proteins-novel regulators of bone formation (proteínas morfogenéticas ósseas-novos reguladores da formação óssea). Indian J Exp Biol 36, 237-244

104. Grimsrud CD, Romano PR, D'Souza M, Puzas JE, Reynolds PR, Rosier RN, O'Keefe RJ (1999) BMP- 6 is an autocrine stimulator of chondrocyte differentiation. J Bone Miner Res 14, 475-482

105. Gazzerro E, Rydziel S, Canalis E (1999) Skeletal bone morphogenetic proteins suppress the expression of collagenase-3 by rat osteoblasts. Endocrinologia 140, 562-567

106. Komaki M, Katagiri T, Suda T (1996) A proteína morfogenética óssea-2 não altera a via de diferenciação dos progenitores de osteoblastos e condroblastos. Cell Tissue Res 284, 9-17

107. Asahina I, Sampath TK, Nishimura I, Hauschka PV (1993) A proteína osteogénica humana-1 induz a diferenciação condroblástica e osteoblástica de células osteoprogenitoras derivadas da calvária de ratos recém-nascidos. J Cell Biol 123, 921-933

108. Hughes FJ, Collyer J, Stanfield M, Goodman SA (1995) The effects of bone morphogenetic protein- 2, -4, and -6 on differentiation of rat osteoblast cells in vitro. Endocrinologia 136, 2671-2677

109. Wozney JM, Rosen V, Byrne M, Celeste AJ, Moutsatsos I, Wang EA (1990) Growth factors influencing bone development. J Cell Sci Suppl 13, 149-156

110. Li IW, Cheifetz S, McCulloch CA, Sampath KT, Sodek J (1996) Effects of osteogenic protein-1 (OP-1, BMP-7) on bone matrix protein expression by fetal rat calvarial cells are differentiation stage specific. J Cell Physiol 169, 115-125

111. Chen D, Harris MA, Rossini G, Dunstan CR, Dallas SL, Feng JQ, Mundy GR, Harris SE (1997) A proteína morfogenética óssea 2 (BMP-2) aumenta a expressão dos genes BMP-3, BMP-4 e marcadores de diferenciação de células ósseas durante a indução da formação de matriz óssea mineralizada em culturas de osteoblastos fetais de calvária de rato. Calcif Tissue Int 60, 283-290

112. Cheifetz S, Li IW, McCulloch CA, Sampath K, Sodek J (1996) Influence of osteogenic protein-1 (OP-1;BMP-7) and transforming growth fator-beta 1 on bone formation in vitro. Connect Tissue Res 35, 71-78

113. Baylink DJ, Finkelman RD, Mohan S (1993) Factores de crescimento para estimular a formação óssea. J Bone Miner Res 8 Suppl 2, S565-S572

114. Paralkar VM, Nandedkar AK, Pointer RH, Kleinman HK, Reddi AH (1990) Interação da osteogenina, uma proteína morfogenética óssea de ligação à heparina, com o colagénio de tipo IV. J Biol Chem 265, 17281-17284

115. Linkhart TA, Mohan S, Baylink DJ (1996) Growth factors for bone growth and repair: IGF, TGF beta e BMP. Bone 19, 1S-12S

116. Suzawa M, Takeuchi Y, Fukumoto S, Kato S, Ueno N, Miyazono K, Matsumoto T, Fujita T (1999) As proteínas morfogenéticas ósseas associadas à matriz extracelular são essenciais para a diferenciação de células osteoblásticas murinas in vitro. Endocrinologia 140, 2125-2133

117. Frost HM (1965) Uma análise da complexidade relativa da dinâmica do sistema celular no osso. Henry Ford Hosp Med J 13, 271-283

118. Lind M, Deleuran B, Thestrup-Pedersen K, Soballe K, Eriksen EF, Bunger C (1995) Chemotaxis of human osteoblasts. Efeitos dos factores de crescimento osteotrópicos. APMIS 103, 140-146

119. Lind M (1998) Estimulação da cicatrização óssea com factores de crescimento. Efeitos nos osteoblastos, osteomias e fixação de implantes. Ata Orthop Scand Suppl 283, 2-37

120. Koide M, Murase Y, Yamato K, Noguchi T, Okahashi N, Nishihara T (1999) Bone morphogenetic protein- 2 enhances osteoclast formation mediated by interleukin-1alpha through upregulation of osteoclast differentiation fator and cyclooxygenase-2. Biochem Biophys Res Commun 259, 97-102

121. Caplan AI, Goldberg VM (1999) Principles of tissue engineered regeneration of skeletal tissues [In Process Citation]. Clin OrthopS12-S16

122. Caplan AI, Elyaderani M, Mochizuki Y, Wakitani S, Goldberg VM (1997) Principles of cartilage repair and regeneration. Clin Orthop254-269

123. Bostrom MP, Lane JM, Berberian WS, Missri AA, Tomin E, Weiland A, Doty SB, Glaser D, Rosen VM (1995) Immunolocalization and expression of bone morphogenetic proteins 2 and 4 in fracture healing. J Orthop Res 13, 35

124. Simmons DJ (1985) Fracture healing perspectives. Clin Orthop100-113-123.

125. Ono I, Inoue M, Kuboki Y (1996) Promoção da atividade osteogénica da proteína morfogenética óssea humana recombinante pela prostaglandina E1. Bone 19, 581-588

126. Reddi AH (1997) Bone morphogenetic proteins: an unconventional approach to isolation of first mammalian morphogens. Cytokine Growth Fator Rev 8, 11-20\

127. Noda M, Camilliere JJ (1989) In vivo stimulation of bone formation by transforming growth factorbeta. Endocrinologia 124, 2991-2994

128. Harris SE, Bonewald LF, Harris MA, Sabatini M, Dallas S, Feng JQ, Ghosh-Choudhury N, Wozney J, Mundy GR (1994) Effects of transforming growth fator beta on bone nodule formation and expression of bone morphogenetic protein 2, osteocalcin, osteopontin, alkaline phosphatase, and type I collagen mRNA in long-term cultures of fetal rat calvarial osteoblasts. J Bone Miner Res 9, 855-863

129. Zhou H, Hammonds RGJ, Findlay DM, Martin TJ, Ng KW (1993) Differential effects of transforming growth fator-beta 1 and bone morphogenetic protein 704

on gene expression and differentiated function of preosteoblasts. J Cell Physiol 155, 112-119

130. Marie PJ, Hott M, Perheentupa J (1990) Effects of epidermal growth fator on bone formation and resorption in vivo. Am J Physiol 258, E275-E281

131. Canalis E, McCarthy TL, Centrella M (1989) The role of growth factors in skeletal remodeling. Endocrinol Metab Clin North Am 18, 903-918

132. Bostrom MP (1998) Expressão das proteínas morfogenéticas ósseas na consolidação de fracturas. Clin OrthopS116-S123 Li G, Berven S, Simpson H, Triffitt JT (1998) Expressão do mRNA da BMP-4 durante a osteogénese de distração em coelhos. Ata Orthop Scand 69, 420- 425

133. Chaudhari A, Ron E, Rethman MP (1997) Recombinant human bone morphogenetic protein- 2 stimulates differentiation in primary cultures of fetal rat calvarial osteoblasts. Mol Cell Biochem 167, 31-39

134. Takuwa Y, Ohse C, Wang EA, Wozney JM, Yamashita K (1991) A proteína morfogenética óssea-2 estimula a atividade da fosfatase alcalina e a síntese de colagénio em células osteoblásticas em cultura, MC3T3-E1. Biochem Biophys Res Commun 174, 96-101

135. Harris SE, Sabatini M, Harris MA, Feng JQ, Wozney J, Mundy GR (1994) Expressão do RNA mensageiro da proteína morfogenética óssea em culturas prolongadas de células fetais de calvária de rato. J Bone Miner Res 9, 389-394

136. Joyce ME, Terek RM, Jingushi S, Bolander ME (1990) Role of transforming growth fator-beta in fracture repair. Ann N Y Acad Sci 593, 107-123

137. Riley EH, Lane JM, Urist MR, Lyons KM, Lieberman JR (1996) Bone morphogenetic protein- 2: biology and applications. Clin Orthop39-46

138. Sun Y, Zhang W, Ma F, Chen W, Hou S (1997) Avaliação do fator de crescimento transformador beta e do composto de proteína morfogenética óssea na cicatrização de defeitos ósseos. Chin Med J (Engl) 110, 927-931

139. Si X, Jin Y, Yang L (1998) Indução de osso novo por osso bovino cerâmico com proteína morfogenética óssea humana recombinante 2 e fator de crescimento transformador beta. Int J Oral Maxillofac Surg 27, 310-314

140. Ohta S, Hiraki Y, Shigeno C, Suzuki F, Kasai R, Ikeda T, Kohno H, Lee K, Kikuchi H, Konishi J, et a (1992) As proteínas morfogenéticas ósscas (BMP-2 e BMP-3) induzem a expressão da fase tardia do proto-oncogene c-fos em células osteoblásticas murinas MC3T3-E1. FEBS Lett 314, 356-360

141. Ono I, Tateshita T, Takita H, Kuboki Y (1996) Promoção da atividade osteogénica da proteína morfogenética óssea humana recombinante pelo fator básico de crescimento dos fibroblastos. J Craniofac Surg 7, 418-425.

142. Ripamonti U, Duneas N, Van D, Bosch C, Crooks J (1997) Recombinant transforming growth factorbeta1 induces endochondral bone in the baboon and synergizes with recombinant osteogenic protein-1 (bone morphogenetic protein-7) to initiate rapid bone formation. J Bone Miner Res 12, 1584-1595

143. Murata M, Inoue M, Arisue M, Kuboki Y, Nagai N (1998) Dependência do portador da diferenciação celular induzida pela proteína morfogenética óssea em locais ectópicos. Int J Oral Maxillofac Surg 27, 391-396

144. Saito N, Okada T, Toba S, Miyamoto S, Takaoka K (1999) New synthetic absorbable polymers as BMP carriers: plastic properties of poly-D,L-lactic acidpolyethylene glycol block copolymers. J Biomed Mater Res 47, 104-110

145. Isobe M, Yamazaki Y, Mori M, Amagasa T (1999)Regeneração óssea produzida em defeitos do fémur de ratos por cápsulas de polímero contendo proteína morfogenética óssea humana recombinante-2. J Oral Maxillofac Surg 57, 695-8discussão

146. Schwartz Z, Somers A, Mellonig JT, Carnes DLJ, Wozney JM, Dean DD, Cochran DL, Boyan BD (1998) A adição de proteína morfogenética óssea recombinante humana-2 a aloenxerto ósseo comercial humano desmineralizado liofilizado inativo constitui um material de implante composto indutor de osso eficaz. J Periodontol 69, 1337-1345

147. Bax BE, Wozney JM, Ashurst DE (1999) Bone morphogenetic protein-2 increases the rate of callus formation after fracture of the rabbit tibia. Calcif Tissue Int 65, 83-89

148. Viljanen VV, Lindholm TC, Gao TJ, Lindholm TS (1997) Baixa dosagem de proteína morfogenética óssea alogénica nativa na reparação de defeitos da calvária de ovinos. Int J Oral Maxillofac Surg 26, 389-393

149. Santos EM, Radin S, Shenker BJ, Shapiro IM, Ducheyne P (1998) Os xerogéis de Si-Ca-P e a proteína morfogenética óssea actuam sinergicamente na diferenciação de células estromais da medula óssea de ratos in vitro. J Biomed Mater Res 41, 87-94.

150. Alpaslan C, Irie K, Takahashi K, Ohashi N, Sakai H, Nakajima T, Ozawa H (1996) Avaliação a longo prazo da formação óssea induzida pela proteína

morfogenética óssea humana recombinante-2 com um sistema de administração biológico e sintético. Br J 71 Oral Maxillofac Surg 34, 414-418.

151. Koempel JA, Patt BS, O'Grady K, Wozney J, Toriumi DM (1998) O efeito da proteína morfogenética óssea humana recombinante-2 na integração de implantes de hidroxiapatite porosa no osso. J Biomed Mater Res 41, 359-363

152. Uludag H, Friess W, Williams D, Porter T, Timony G, D'Augusta D, Blake C, Palmer R, Biron B, Wozney J (1999) rhBMP-collagen sponges as osteoinductive devices: effects of in vitro sponge characteristics and protein pI on in vivo rhBMP pharmacokinetics. Ann N Y Acad Sci 875, 369-378

153. Uludag H, D'Augusta D, Palmer R, Timony G, Wozney J (1999) Characterization of rhBMP-2 pharmacokinetics implanted with biomaterial carriers in the rat ectopic model. J Biomed Mater Res 46, 193-202

154. Tsuruga E, Takita H, Itoh H, Wakisaka Y, Kuboki Y (1997) A dimensão dos poros da hidroxiapatite porosa como substrato celular controla a osteogénese induzida por BMP. J Biochem (Tóquio) 121, 317-324

155. Friess W, Uludag H, Foskett S, Biron R (1999) Regeneração óssea com proteína morfogenética óssea humana recombinante-2 (rhBMP-2) utilizando esponjas de colagénio absorvíveis (ACS): influência do processamento nas caraterísticas e formulação das ACS. Pharm Dev Technol 4, 387-396

156. Lane JM, Sandhu HS (1987) Abordagens actuais ao enxerto ósseo experimental. Orthop Clin North Am 18, 213-225

157. Yamamoto M, Tabata Y, Ikada Y (1998) Ectopic bone formation induced by biodegradable hydrogels incorporating bone morphogenetic protein. J Biomater Sci Polym Ed 9, 439-458

158. Cochran DL, Nummikoski PV, Jones AA, Makins SR, Turek TJ, Buser D (1997) Análise radiográfica do osso regenerado em redor de implantes endósseos no canino utilizando a proteína morfogenética óssea humana recombinante-2. Int J Oral Maxillofac Implants 12, 739-748

159. De G (1998) Portadores que concentram a proteína morfogenética óssea nativa in vivo. Tissue Eng 4, 337- 341

160. Whang K, Tsai DC, Nam EK, Aitken M, Sprague SM, Patel PK, Healy KE (1998) Ectopic bone formation via rhBMP-2 delivery from porous bioabsorbable polymer scaffolds. J Biomed Mater Res 42, 491-499

161. Katoh T, Sato K, Kawamura M, Iwata H, Miura T (1993) Osteogénese em osso sinterizado combinado com proteína morfogenética óssea bovina. Clin Orthop266-275

162. Sasano Y, Ohtani E, Narita K, Kagayama M, Murata M, Saito T, Shigenobu K, Takita H, Mizuno M, Kuboki Y (1993) As BMPs induzem a formação óssea direta em locais ectópicos, independentemente da ossificação endocondral in vivo. Anat Rec 236, 373-380

163. Barlow AJ, Francis-West PH (1997) Ectopic application of recombinant BMP-2 and BMP-4 can change patterning of developing chick facial primordia. Desenvolvimento 124, 391-398

164. Aspenberg P, Jeppsson C, Wang JS, Bostrom M (1996) Transforming growth fator beta and bone morphogenetic protein 2 for bone ingrowth: a comparison using bone chambers in rats. Bone 19, 499-503

165. Lane JM, Yasko AW, Tomin E, Cole BJ, Waller S, Browne M, Turek T, Gross J (1999) Bone marrow and recombinant human bone morphogenetic protein-2 in osseous repair. Clin Orthop216-227

166. Niyibizi C, Baltzer A, Lattermann C, Oyama M, Whalen JD, Robbins PD, Evans CH (1998) Potential role for gene therapy in the enhancement of fracture healing. Clin OrthopS148-S153

167. Lou J, Xu F, Merkel K, Manske P (1999) Gene therapy: adenovirus-mediated human bone morphogenetic protein-2 gene transfer induces mesenchymal progenitor cell proliferation and differentiation in vitro and bone formation in vivo. J Orthop Res 17, 43-50

168. Boyne PJ, Marx RE, Nevins M, Triplett G, Lazar E, Lilly LC, Alder M, Nummikoski P (1997) Um estudo de viabilidade que avalia a rhBMP-2/esponja de colagénio absorvível para o aumento do pavimento do seio maxilar. Int J Periodontics Restorative Dent 17, 11-25

169. Hanisch O, Tatakis DN, Rohrer MD, Wohrle PS, Wozney JM, Wikesjo UM (1997) Formação óssea e osseointegração estimuladas por rhBMP-2 após procedimentos de aumento subantral em primatas não humanos. Int J Oral Maxillofac Implants 12, 785-792

170. Howard BK, Brown KR, Leach JL, Chang CH, Rosenthal DI (1998) Osteoindução utilizando proteína morfogénica óssea em tecido irradiado. Arch Otolaryngol Head Neck Surg 124, 985-988

171. King GN, King N, Hughes FJ (1998) Effect of two delivery systems for recombinant human bone morphogenetic protein-2 on periodontal regeneration in vivo. J Periodontal Res 33, 226-236

172. Hanisch O, Tatakis DN, Boskovic MM, Rohrer MD, Wikesjo UM (1997) Formação óssea e reosseointegração em defeitos de peri-implantite após implantação cirúrgica de rhBMP-2. Int J Oral Maxillofac Implants 12, 604-610

173. Sigurdsson TJ, Nygaard L, Tatakis DN, Fu E, Turek TJ, Jin L, Wozney JM, Wikesjo UM (1996) Reparação periodontal em cães: avaliação de portadores de rhBMP-2. Int J Periodontics Restorative Dent 16, 524-537

174. Cochran DL, Schenk R, Buser D, Wozney JM Jones AA (1999) Estimulação da formação óssea em torno de implantes dentários endósseos pela proteína morfogenética óssea humana recombinante-2. J Periodontol 70, 139-150

175. Linde A, Hedner E (1995) Recombinant bone morphogenetic protein-2 enhances bone healing, guided by osteopromotive e-PTFE membranes: an experimental study in rats. Calcif Tissue Int 56, 549-553

176. Ripamonti U, Heliotis M, Van D, Reddi AH (1994) Bone morphogenetic proteins induce periodontal regeneration in the baboon (Papio ursinus) [errata publicada em J Periodontal Res 1995 Mar;30(2):149-51]. J Periodontal Res 29, 439-445

177. Rutherford RB, Sampath TK, Rueger DC, Taylor TD (1992) Utilização de proteína osteogénica bovina para promover a rápida osseointegração de implantes dentários endósseos. Int J Oral Maxillofac Implants 7, 297-301

178. Sigurdsson TJ, Fu E, Tatakis DN, Rohrer MD, Wikesjo UM (1997) Bone morphogenetic protein- 2 for peri-implant bone regeneration and osseointegration. Clin Oral Implants Res 8, 367-374

179. Cook SD, Salkeld SL, Rueger DC (1995) Avaliação da proteína osteogénica humana recombinante-1 (rhOP-1) colocada com implantes dentários em locais de extração recentes. J Oral Implantol 21, 281-289

180. Yan J, Xiang W, Baolin L, White FH (1994) Resposta histológica precoce a implantes de titânio complexados com proteína morfogenética óssea bovina. J Prosthet Dent 71, 289-294

181. Howell TH, Fiorellini J, Jones A, Alder M, Nummikoski P, Lazaro M, Lilly L, Cochran D (1997) Um estudo de viabilidade que avalia o dispositivo rhBMP-2/esponja de colagénio absorvível para preservação ou aumento do rebordo alveolar local. Int J Periodontics Restorative Dent 17, 124-139

182. Hollinger JO, Schmitt JM, Buck DC, Shannon R, Joh SP, Zegzula HD, Wozney J (1998) Recombinant human bone morphogenetic protein-2 and collagen for bone regeneration. J Biomed Mater Res 43, 356-364

183. Yasko AW, Lane JM, Fellinger EJ, Rosen V, Wozney JM, Wang EA (1992) A cicatrização de defeitos ósseos segmentares, induzida pela proteína morfogenética óssea humana recombinante (rhBMP-2). A radiographic, histological, and biomechanical study in rats [publicado com errata em J Bone Joint Surg Am 1992 Aug;74(7):1111] J Bone Joint Surg Am 74, 659-670

184. Welch RD, Jones AL, Bucholz RW, Reinert CM, TjiaJS, Pierce WA, Wozney JM, Li XJ (1998) Efeito da proteína morfogenética óssea humana recombinante-

2 na consolidação de fracturas num modelo de fratura da tíbia de cabra. J Bone Miner Res 13, 1483-1490

185. Stevenson S, Cunningham N, Toth J, Davy D, Reddi AH (1994) The effect of osteogenin (a bone morphogenetic protein) on the formation of bone in orthotopic segmental defects in rats. J Bone Joint Surg Am 76, 1676-1687

186. Kirker-Head CA, Gerhart TN, Armstrong R, Schelling SH, Carmel LA (1998) Cicatrização óssea utilizando a proteína morfogenética óssea humana recombinante 2 e copolímero. Clin Orthop205-217 186. Zegzula HD, Buck DC, Brekke J, Wozney JM, Hollinger JO (1997) Bone formation with use of rhBMP-2 (recombinant human bone morphogenetic protein-2). J Bone Joint Surg Am 79, 1778-1790

187. Ripamonti U, Ma SS, Van D, Reddi AH (1992) Osteogenin, uma proteína morfogenética óssea, adsorvida em substratos porosos de hidroxiapatite, induz uma rápida diferenciação óssea em defeitos calvários de primatas adultos. Plast Reconstr Surg 90, 382-393

188. Hong L, Tabata Y, Yamamoto M, Miyamoto S, Yamada K, Hashimoto N, Ikada Y (1998) Comparação da regeneração óssea num defeito craniano de coelho por BMP-2 humana recombinante incorporada em hidrogel biodegradável e em solução. J Biomater Sci Polym Ed 9, 1001-1014

189. Takahashi T, Tominaga T, Watabe N, Yokobori ATJ, Sasada H, Yoshimoto T (1999) Utilização de enxerto de hidroxiapatite porosa contendo proteína morfogenética óssea humana recombinante-2 para fusão cervical num modelo caprino. J Neurosurg 90, 224-230

190. Bessho K, Kusumoto K, Fujimura K, Konishi Y, Ogawa Y, Tani Y, Iizuka T (1999) Comparação da proteína morfogenética óssea humana recombinante e purificada. Br J Oral Maxillofac Surg 37, 2-5

191. Israel DI, Nove J, Kerns KM, Kaufman RJ, Rosen V, Cox KA, Wozney JM (1996) As proteínas morfogenéticas ósseas heterodiméricas apresentam uma atividade melhorada in vitro e in vivo. Factores de crescimento 13, 291-300

192. Nagai N, Qin CL, Nagatsuka H, Inoue M, Ishiwari Y (1999) Efeitos da idade na formação óssea ectópica induzida pela proteína morfogenética óssea purificada. Int J Oral Maxillofac Surg 28, 143-150

193. Fleet JC, Cashman K, Cox K, Rosen V (1996) The effects of aging on the bone inductive activity of recombinant human bone morphogenetic protein-2. Endocrinologia 137, 4605-4610

194. Helm GA, Sheehan JM, Sheehan JP, Jane JAJ, diPierro CG, Simmons NE, Gillies GT, Kallmes DF, Sweeney TM (1997) Utilização de gel de colagénio tipo I, matriz óssea desmineralizada e proteína morfogenética óssea-2 para melhorar a fusão espinal lombar de osso autólogo [ver comentários]. J Neurosurg 86, 93-100

195. Sandhu HS, Kanim LE, Kabo JM, Toth JM, Zeegen EN, Liu D, Delamarter RB, Dawson EG (1996) Effective doses of recombinant human bone morphogenetic protein-2 in experimental spinal fusion. Spine 21, 2115-2122

****

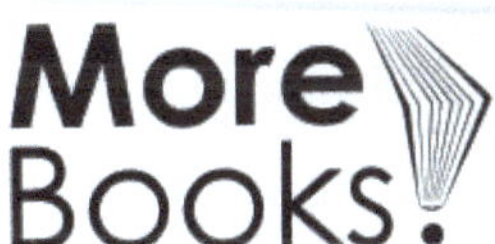

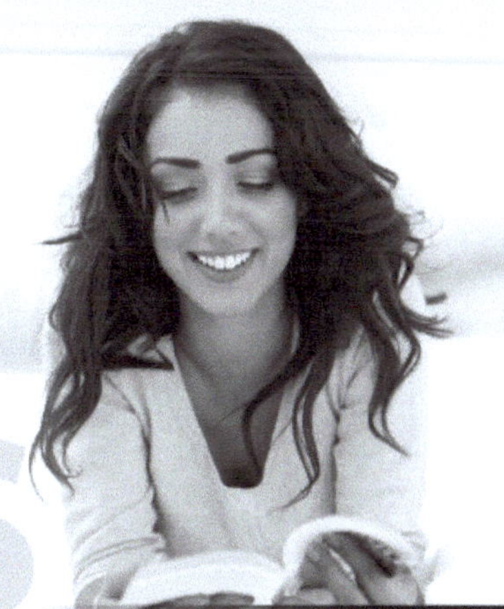

I want morebooks!

Buy your books fast and straightforward online - at one of world's fastest growing online book stores! Environmentally sound due to Print-on-Demand technologies.

Buy your books online at
www.morebooks.shop

Compre os seus livros mais rápido e diretamente na internet, em uma das livrarias on-line com o maior crescimento no mundo! Produção que protege o meio ambiente através das tecnologias de impressão sob demanda.

Compre os seus livros on-line em
www.morebooks.shop

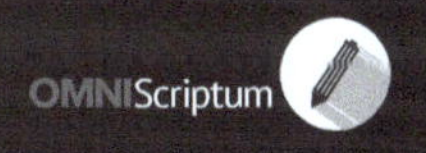

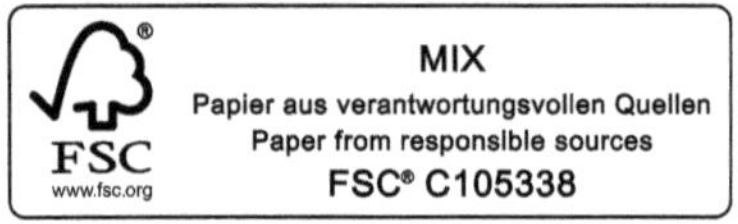

Printed by Books on Demand GmbH, Norderstedt / Germany